Dave Dravecky

DOS VECES GIGANTE

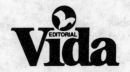
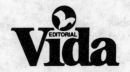

EDITORIAL

Vida

A Janice

El haber sido bendecido

con la más preciosa

de todas las gemas

es de veras un regalo de Dios.

Tú eres como el viento

debajo de mis alas.

ISBN: 0-8297-1830-3
Categoría: Testimonios

Este libro fue publicado en inglés
con el título *Comeback* por
Zondervan Publishing House
y Harper and Row Publishers.

© 1990 por Dave Dravecky
Traducido por Jorge Arbeláez Giraldo

Edición en idioma español
© 1992 EDITORIAL VIDA
Deerfield, Florida 33442-8134

Contenido

Cronología de eventos 4
Introducción 6
En reconocimiento 8
Prólogo 11
1 Entre las líneas 13
2 En preparación 23
3 Buenos sueños 33
4 Hombro adolorido 37
5 Campo de sueños 44
6 Preparación para lo peor, en espera de lo mejor ... 50
7 En Barranquilla y Amarillo 57
8 La llegada a las grandes ligas 68
9 Diagnóstico 81
10 La cirugía 88
11 El resultado 96
12 En el calabozo 103
13 ¿Regreso triunfal? 110
14 Posible retiro 122
15 Ventilemos esta pelota 132
16 El ascenso por las ligas menores 142
17 Haz tus maletas 151
18 El diez de agosto 154
19 La lanzada 170
20 Cambio de enfoque 180
21 ¿Otro regreso triunfal? 189
22 Los partidos decisivos 196
23 El terremoto 209
24 El tumor reaparece 215
25 ¿Valió la pena? 222
Posdata 227

Cronología de eventos

Junio, 1978. Dave Dravecky se gradúa de la Universidad de Youngstown y los Piratas de Pittsburgh lo reclutan en la vigésimaprimera vuelta.

Octubre 7, 1978. Dravecky se casa con Janice Roh.

Abril, 1979. Los Piratas de Pittsburgh envían a Dravecky a los Bisones de Búfalo de Doble A, donde juega durante las dos temporadas siguientes.

Diciembre, 1979. Dave y Janice salen de Barranquilla, Colombia, después de jugar durante dos meses.

Octubre, 1980. Dravecky vuelve a Barranquilla para otra temporada de béisbol.

Abril, 1981. Transfieren a Dravecky a la organización de los Padres de San Diego y lo envían a Amarillo, Texas, para su tercer año en el béisbol de Doble A.

Junio 6, 1982. Tiffany Dravecky nace en Honolulu, Hawai, donde Dave Dravecky lanza para el equipo de Triple A de San Diego. Dos días después los Padres de San Diego llaman a Dravecky a las grandes ligas.

Julio 6, 1983. Escogen a Dravecky para que represente a la Liga Nacional en el juego de *All Stars* (seleccionados), y lanza dos episodios sin carreras.

Octubre, 1984. Dravecky participa cinco veces como lanzador de relevo para los Padres de San Diego en los campeonatos de la Liga Nacional y la Serie Mundial, y lanza diez episodios y dos tercios sin carreras.

Enero 8, 1985. Jonatán Dravecky nace en San Diego, California.

Julio 4, 1987. Transfieren a Dravecky a los Gigantes de San Francisco junto con Kevin Mitchell y Craig Lefferts.

Octubre 7, 1987. Dravecky lanza en la serie del campeonato de la Liga Nacional contra los Cardenales de San Luis y gana 5-0.

Enero 26, 1988. Los exámenes médicos indican que una protuberancia aparecida en el brazo izquierdo de Dravecky puede ser benigna.

Abril 4, 1988. Dravecky lanza el día de la apertura contra los Dodgers de Los Angeles y gana 5-1.

Junio 11, 1988. La cirugía artroscópica del hombro izquierdo de Dravecky lo pone en la lista de incapacitados por el resto de la temporada de 1988.

Septiembre 19, 1988. El doctor George Muschler de la Clínica Cleveland indica que el tumor de Dravecky puede ser canceroso, y necesita una biopsia.

Octubre 7, 1988. En la cirugía se extrae la mitad del músculo deltoides del brazo de lanzar de Dravecky. Para matar todas las células cancerosas, se congela parte del hueso húmero.

Enero 9, 1989. Los médicos de la Clínica Cleveland le permiten lanzar un balón de fútbol, y le hacen un programa de rehabilitación con el cual podría volver a lanzar para mediados del verano.

Mayo, 1989. Como a Dravecky le duele el hombro y está "semiretirado", lo ponen en reposo total durante un mes.

Julio 8, 1989. En San Luis, Dravecky lanza su primer juego simulado.

Julio 23, 1989. Dravecky lanza para el equipo de Clase A de los Gigantes de San José en Stockton, California, ante 4.200 aficionados. Lanza un juego completo y gana 2-0.

Julio 28, 1989. Lanza otra vez para San José y gana un juego completo en Reno, 7-3.

Agosto 4, 1989. Dravecky pasa al Fénix de Triple A y comanda a los Firebirds sobre Tucson, 3-2, en un juego completo de siete *hits*.

Agosto 10, 1989. Dravecky lanza su primer juego en las grandes ligas en más de un año durante ocho episodios contra los Rojos de Cincinnati, y gana 4-3.

Agosto 15, 1989. Mientras lanza en Montreal, se le fractura el húmero a Dravecky.

Octubre 9, 1989. Mientras celebra la victoria de la serie de campeonato de la Liga Nacional, se le vuelve a fracturar el brazo a Dravecky.

Octubre 17, 1989. Un terremoto interrumpe la Serie Mundial.

Octubre 27, 1989. Los médicos de la Clínica Cleveland le dicen a Dravecky que es probable que el cáncer le haya vuelto a aparecer en el brazo.

Noviembre 13, 1989. Dravecky anuncia su retiro del béisbol.

Introducción

El libro que usted se dispone a leer es la historia verídica de un hombre cuyo nombre es ahora famoso debido a su valerosa fe. La historia de Dave Dravecky no es sólo otra biografía de un atleta, porque Dave no es un atleta más. Sus luchas principales no se han limitado a los vestuarios y las campos de juego. Y aunque él ha conocido la emoción de desempeñar un papel decisivo en un equipo de béisbol en el campeonato de las grandes ligas, no ha ganado sus mayores victorias en los estadios de béisbol. Sus conquistas más significativas han ocurrido en lo más profundo de su vida al no querer rendirse a los mismos enemigos que nos azotan a todos, o sean, el temor y el desánimo, el dolor y la muerte.

Una hinchazón extraña, como de unos tres centímetros de diámetro, en el brazo de lanzar de Dave se diagnosticó como tumor maligno. No obstante, su determinación, mezclada con optimismo, después de la cirugía y la terapia lo volvieron al juego. Todo el mundo deportivo miró con asombro que el famoso lanzador regresaba al montículo, con la misma confianza y seguridad de siempre. Muchos consideraron un milagro que él se volviera a reunir con su equipo los Gigantes de San Francisco. A principios de agosto de 1989, en medio de ruidosos y repetidos aplausos, ganó una victoria decisiva contra los Rojos de Cincinnati. Al levantar la gorra para hacer la venia final después de ese logro increíble, recibió la duodécima ovación en pie del día. Todas las personas importantes de los noticieros tenían su nombre en los labios. ¡Dave Dravecky había realizado su regreso triunfal!

El siguiente juego fue en Montreal. Los ánimos estaban exaltados. Lanzaba con una sensación extraña en el brazo y lo hizo bastante bien durante cinco episodios para ponerse adelante 3-0, para su satisfacción. Al fin del sexto, se enfrentaba a un bateador fuerte, Tim Raines. Dave se dispuso a lanzar, miró a la primera base para restringir a un corredor, giró y, pateando alto, impulsó la pelota y la dejó volar. No sabía que sería la última lanzada de su vida. Un crujido sordo y desalentador se dejó oír por todo el estadio que estaba en silencio. El húmero de su brazo de lanzar se fracturó al arrojar la pelota con toda la fuerza. Dave dijo: "Sentí el brazo como si me hubieran golpeado con un hacha de carnicería." Se agarró el brazo para que no saliera volando hacia el plato al mismo tiempo que gritó, tambaleó y se fue de cabeza al suelo.

Eso bastaba para desanimar al más fuerte, pero no a Dave Dravecky. Aunque ahora parezca increíble, no había en su pensamiento amargura ni compasión de sí mismo. Antes bien, se hallaba inundado de gratitud, confiado en que Dios escribía entonces otro capítulo de su vida. Algo más, algo maravilloso estaba a punto de revelarse. En ese entonces no tenía idea de lo que sería. Poco se daba cuenta, mientras se retorcía de dolor en el suelo, que había hecho una lanzada que todo el mundo oiría.

Ahora lo sabe. Y por eso ha escrito su autobiografía.

Chuck Swindoll
Pastor

En reconocimiento

La escritura de un libro ha sido una experiencia completamente nueva para mí, lo cual nunca pudiera haber logrado sin la ayuda de otros. Mis agentes literarios, Sealy Yates y Rick Christian, vinieron a mi vida como enviados por Dios y me quitaron la presión de tener que decidir acerca de las editoriales. Sealy, en particular, se ha convertido en amigo íntimo, alguien a quien pido consejo y en cuya sabiduría confío. El personal de la editorial Zondervan, principalmente John Sloan, el redactor, y Scott Bolinder, el editor, me han ayudado muchísimo. Mi gratitud especial es por la ayuda enorme en la redacción que me dio Tim Stafford, quien me ayudó a dar vida a mis experiencias en las páginas siguientes. Creo que Dios reunió a un equipo de amigos para hacer posible este libro.

Además de agradecer a los que me ayudaron a hacer el libro, me gustaría dar reconocimiento a los que me auxiliaron en el regreso triunfal de que trata el libro. En particular quiero agradecer a mis compañeros de equipo de los Gigantes de San Francisco, con cuyo apoyo y ánimo puedo contar todos los días. El manager Roger Craig y su plantel, los entrenadores Mark Letendre y Greg Lynn y muchos más de la organización de los Gigantes que me respaldaron, dándome ánimo y ayudándome. La administración de los Gigantes, dirigida por Bob Lurie y Al Rosen, me dio libertad para trabajar a mi propio paso, y estuvieron siempre dispuestos a ayudarme en todo lo posible. Pat y Joan Gallagher me presentaron a Alex Vlahos, lo cual le dio una dimensión caritativa al béisbol. Gracias especiales también al coordinador de la capilla de los Gigantes, Pat Richie, y a su esposa Nico por su auxilio espiritual.

También qusiera agradecer a los Padres de San Diego, su personal y aficionados, por cinco años y medio verdaderamente inolvidables. Aunque después llegué a ser lanzador de los Gigantes de San Francisco, dejé mucha parte del corazón en San Diego.

Tantas personas han contribuido a mi regreso triunfal que nunca alcanzaría a mencionarlas a todas, pero quiero nombrar a los que tengo en más alta estima. Mis padres, y mis hermanos, Rick, Frankie, Joe y George, me han amado en todas las circunstancias. Siempre que necesitaba ayuda, de día o de noche, sabía que podía contar con ellos. Gracias especiales también al hermano de Janice, Randy Roh, y a su esposa Kim por sus oraciones y apoyo durante este tiempo.

El doctor Mark Roh, primo de Janice, nos aconsejó para resolver muchas preguntas confusas y difíciles del campo médico. Sabíamos que él se preocuparía de que se nos diera el mejor cuidado posible.

El doctor George Muschler, mi médico de la Clínica Cleveland, nos cuidó a mí y a Janice como si fuéramos miembros de su propia familia. El doctor Murray Brennan y su personal también me han dado mucha atención, y sé que en adelante podré contar con ellos. Otros médicos y personal médico también tuvieron intervenciones decisivas, en particular el doctor John Bergfield y sus personal, el doctor Gordon Campbell y sus personal, y mis fisioterapeutas Larry Brown y Ken Johnson.

Mucho antes de que comenzara mi aventura con el cáncer, Byron Ballard me dio el regalo más grande que una persona le puede dar a otra. Me presentó a Jesucristo, mi Señor y Dios. Myles Gentzkow y Larry Dean han sido los mentores espirituales que me ayudan a crecer y madurar. Muchísimas personas más se han preocupado por mí, dedicando tiempo para llamar, dándome palabras de aliento y orando. Los miembros de la Iglesia Presbiteriana Evangélica El Tabernáculo nos apoyaron a Janice y a mí de manera muy especial.

He tenido la bendición de amistades profundas, y creo que este libro da testimonio de su importancia en mi vida. Aquí quisiera mencionar mi profundo cariño por tres parejas que significan todo para mí: Atlee y Jenny Hammaker, Scott y Kathy Garrelts, y Bob y Teri Knepper.

Todas estas personas, y muchas más, han contribuido a mi vida. Les debo más de lo que puedo expresar. A Jesucristo sea la gloria.

Prólogo

Por su apariencia, el béisbol es una reliquia del siglo diecinueve, con sus uniformes anticuados y sus gorritas. Se siente en él la lentitud y gravedad que imaginamos en el pasado de nuestra nación. El juego se acaba cuando sea, a las dos horas de comenzar o a las cuatro. Un episodio puede durar cinco minutos o cincuenta.

Entonces, ¿por qué sobrevive el béisbol? ¿Por nostalgia?

El béisbol sobrevive, y prospera, porque es un juego en el que nos vemos a nosotros mismos. Los jugadores no son brutos enormes, vestidos como gladiadores. Parecen ser de tamaño y fuerzas normales. Su pericia no es manifiesta tampoco. Golpear una pelota puede ser la hazaña atlética más difícil de todas, pero no lo parece. Muy rara vez en el béisbol alguien hace una jugada que parezca imposible a los mortales. (Eso pasa todos los días en el basquetbol.)

En la imaginación, pues, el béisbol nos permite realizar nuestros sueños. Eso es lo que le da a la historia de este libro su sabor especial. Es la historia de una recuperación, un regreso triunfal en el béisbol, un deporte que se ha convertido en metáfora del sueño norteamericano.

He aquí a Dave Dravecky, de pie en la lomita del lanzador, mirando a las graderías que se remontan hacia el firmamento llenas de éxtasis que se manifiesta en aplausos, gritos, silbidos y ruidos hechos con los pies. ¿Qué ha hecho él para merecer tal idolatría? Todavía no ha arrojado la pelota. El juego ni ha comenzado aun y, a mediados de agosto, Dave Dravecky todavía no ha lanzado en las grandes ligas por este año.

¿Qué ha hecho para merecer tal bienvenida? Se ha recuperado. Ha oído decir a los expertos que nunca podría, pero a pesar de las dudas de ellos, ha vuelto a triunfar.

Los aficionados aplauden a Dave Dravecky porque ellos también se enfrentan a dificultades, y con toda probabilidad no podrán vencerlas. Sin embargo, no pueden dejar de esperar y creer. Lo que Dave Dravecky ha hecho, aun antes de arrojar una pelota, es validar la esperanza de ellos. Sí, es posible. Sí, se puede tener un regreso triunfal.

Tim Stafford

1

Entre líneas

Para entender bien el béisbol, hay que poner atención a las cosas pequeñas. Cualquiera sabe cuando Will Clark manda la bola hasta las graderías logrando un cuadrangular . Eso es grande, ruidoso y obvio. Sin embargo, a menudo un juego se decide por un evento mucho más silencioso, como una caminada o base por bolas, que apenas produce un murmullo entre los espectadores tostados por el sol. Ellos pagan su dinero para ver cuadrangulares; casi no notan las bases por bolas.

No obstante los jugadores y los entrenadores observan. Ellos saben demasiado bien que una caminada insignificante puede ser la primera rasgadura pequeña en la tela de un juego disputado, como un desgarramiento en la costura de una almohada llena y apretada. Se abre la costura y, antes que se sepa, se riega el material de relleno por todo el lugar.

Una base por bolas dos afuera, o un vuelo que cae en un triangulito de grama abierto al cual convergen apenas un segundo demasiado tarde el segunda base, el primera base y el jardinero derecho, o una pelota de roletazo que, de alguna manera, enloquecidamente salta entre el segunda base y el paracorto que se tiran de cabeza a capturarla; cada uno de estos eventos pequeños es como una invitación que dice: ¡Caos, entra! Los beisbolistas se enderezan en sus asientos y toman nota de las cosas pequeñas. A menudo un juego reñido se decide con una de esas ocurrencias insignificantes y furtivas que comienzan una reacción en cadena.

Yo soy lo que se llama un lanzador astuto. No tengo una

variedad de lanzadas muy fuertes. Mi bola rápida rara vez llega a ciento cincuenta kilómetros por hora, y mi curva no quiebra un pie. Consigo *outs* sorprendiendo a los bateadores, manteniéndolos en desequilibrio y poniendo la pelota a una o dos pulgadas de donde quiero. Uso distancias cortas, que hacen diferencias pequeñas en los batazos, lo cual da como resultado roletazos o vuelos débiles. Los lanzadores astutos ponen atención a las cosas pequeñas. En realidad todos los verdaderos lanzadores, a diferencia de los que sólo arrojan la pelota, lo hacen.

El cáncer vino a mi vida como algo pequeño. Noté por primera vez la protuberancia en el otoño de 1987.

Ni sé cuándo con precisión. Al pasar la mano por el brazo izquierdo, encontré algo redondo y firme debajo de la piel del brazo, como de unos tres centímetros de diámetro. No me dolía. No se notaba a simple vista. Y le hice poco caso. Esa hinchazón, que había de crear un disturbio tan grande en mi vida, casi no me causó impresión.

Fue un día de septiembre. La temporada estaba para terminar, y habíamos conseguido el título de la división. Los juegos siguieron, por supuesto, pues todavía teníamos que jugar todos los días, pero teníamos el pensamiento en otra parte. Roger Craig, el simpático y astuto director de mi equipo, los Gigantes de San Francisco, preparaba la rotación de lanzamiento para afrontar a los Cardenales de San Luis en los juegos decisivos. Era un tiempo de espera intensa pero tranquila, la pausa antes del carnaval. Nos preparábamos para aquello por lo cual todo jugador de béisbol se esfuerza, y casi nunca realiza, o sea, el juego después de la temporada. Entonces el béisbol se quita la ropa de trabajo diario y se viste de fiesta. Las graderías se adornan con banderas de rojo, blanco y azul, cantantes famosos cantan el himno nacional, y los reporteros se codean con locutores deportivos famosos de la televisión y la radio, como Vin Scully y Joe Garagiola. Los colores son más brillantes después de la temporada. Los precios son el doble, pero los aficionados se consideran afortunados si consiguen una entrada.

De modo que tenía otras cosas en la mente que la preocupación por una protuberancia pequeña que no me dolía. Durante muchas de mis seis temporadas con los Padres de San Diego me había dolido el codo. Después de venir a los Gigantes el 4 de julio, junto con Kevin Mitchell y Craig Lefferts, me había recuperado del brazo. Casi no me dolía nada. Me sentía en la cima del juego.

Era una hinchazón pequeña y extraña, diferente de todo lo que había sentido antes. En el cuarto de entrenamiento, en las entrañas de concreto del estadio *Candlestick Park*, se me ocurrió pensar en la protuberancia. Había silencio en el club, como de costumbre. A la salida, me acerqué al entrenador Mark Letendre.

—Oye, Mark, mira esta protuberancia pequeña. No me duele, pero pensé que debía mostrártela.

Mark me pasó los dedos por el brazo, amasando la carne.

—No te preocupes,— dijo.

Y no me preocupé.

Hay muchos aspectos del béisbol profesional que dejaría a un lado con gusto. No me gusta viajar. Hasta lo más profundo de mi ser me disgusta estar separado de mi familia. Seis meses del año hay que viajar el cincuenta por ciento del tiempo, y cuando los juegos son en casa, la mayoría son por la noche. Por lo general, salgo para el estadio a las dos de la tarde, y vuelvo a casa después de la medianoche. Me acostumbro a ese horario, pero mis hijos no. Cuando hay clases, ellos llegan a casa como a la hora que salgo para el trabajo.

Entonces salgo con el equipo a dos semanas de viajes. Cuando vuelvo a casa de un viaje largo, mis hijos con frecuencia no me hablan. Tiffany es una hermosa niña de siete años, y Jonatán, a los cuatro, parece una copia de mí. Al entrar extiendo los brazos para un abrazo grande, y durante la primera media hora, ellos actúan como si yo fuera alguien que viniera a reparar algo. Es como si dijeran: "Tú me dejaste aquí con mi amor, y no volviste por dos semanas, y ahora esperas que te dé un abrazo y un beso. Pues, olvídalo."

Por fin les pasa y deciden perdonarme, pero no antes de

hacerme entender su disgusto.

Mi esposa Janice, al contrario, entiende lo que hago y por qué. Siempre me ha respaldado mucho. No obstante, le desagrada tener la responsabilidad paternal sola cuando yo no estoy. Ella está orgullosa de mi carrera como beisbolista, pero con gusto dejaría esta clase de vida.

Es verdad que el béisbol ofrece fama y fortuna. Estoy agradecido y contento de poder proveer bien para mi familia mientras practico el deporte que me gusta, pero eso tiene un lado negativo. La adulación y la riqueza contribuyen a crear un ambiente irreal. Algunos jugadores piensan que el béisbol, y la vida, les debe todo. Los atletas no son mejores que el resto de la humanidad, y las presiones y tentaciones con las que viven los atletas pueden ser más duras. El club de un equipo de las grandes ligas no es un paraíso. Yo lo habría dejado sin pensarlo dos veces. Renunciaría aun a la fama y al dinero, y creo de veras que no me pesaría.

A lo que no podría renunciar tan fácilmente es al juego en sí. Me encanta caminar entre las líneas, a través de esas rayas estrechas de tiza que comienzan en los ángulos del plato de meta y se extienden a través del prado verde hasta las vallas. Dentro de esas líneas está el juego que me gusta jugar. Me apasiona.

El béisbol es un deporte de equipo, pero pienso que la esencia de ese trabajo de equipo se interpreta mal a menudo. Cada jugada es individual, hombre contra hombre, o el hombre contra la bola. Lo que se hace individualmente es lo que contribuye al equipo. Me gustan los retos individuales.

Cuando estoy concentrado, casi no sé quién batea. Sé cómo quiero lanzarle, he pensado en sus debilidades toda la temporada, pero cuando él camina al plato eso se desvanece al fondo. Creo que los siete hombres que están detrás de mí casi no existen. Por supuesto que cuento con ellos, pero no pienso en ellos. Me enfoco a un túnel que hay entre mí y mi receptor. Solamente lo veo a él y el objetivo que señala. Esa es mi zona. Allí es donde compito. No pienso en sacar a ningún bateador en particular, ni en hacerlo quedar mal. Casi no me doy cuenta de quién es. Mi reto es poner la bola donde quiero, en ese bolsillito del guante del receptor.

Yo abrí el segundo juego de las semifinales de la Liga Nacional del '87 en San Luis. Fue un juego de día, limpio y fresco como suele ser octubre. En las largas sombras otoñales el aire era frío y los aficionados llevaban abrigos de invierno, pero en el campo, donde nos estirábamos y perseguíamos bolas en vuelo y bateábamos antes del juego, la brillante luz solar era maravillosa.

El estadio de los Cardenales, un óvalo moderno y limpísimo, susurraba con la clase de emoción que se siente sólo después de la temporada. Durante la mayor parte del año, un juego de béisbol tiene importancia sólo porque consigue una victoria o una derrota para el equipo. Nadie recuerda los detalles. Después de la temporada, cada lanzada, cada batazo, cada pelota que cae fuera del cuadrado parecen destinados para los libros de historia.

Me gusta lanzar en el estadio de los Cardenales. Es maravilloso, los aficionados son muy buenos, y la dirección del equipo trata a los jugadores como a reyes. También me gusta lanzar bajo presión. Nunca he sido un tipo que haga sus mejores lanzamientos durante el calentamiento, lo que llamamos un lanzador del *bull pen*. Si le preguntan a mi receptor qué clase de variedad de lanzadas he estado preparando, tal vez les diga que espera que dure el primer episodio. Eso no me molesta nada. Mientras tenga el ritmo y el equilibrio, no me importa si lanzo pelotas rápidas a veinte metros en el *bull pen*. Sé que cuando camine entre las líneas será diferente. Necesito la presión y me encanta. Los juegos después de la temporada están llenos de presión.

Bajé por el túnel y salí al aire libre del campo de juego enardecido. Habíamos perdido el primer juego con San Luis por un puntaje de 5 a 3. Por lo general, se cree en el béisbol que perder los primeros dos juegos de una serie de siete es suicidio. Para tener alguna esperanza de ir a la Serie Mundial tendríamos que ganar el segundo juego. Yo estaría en oposición a John Tudor, uno de las lanzadores más destacados del béisbol.

Además de todo, era mi aniversario de bodas. ¡Qué día!

Yo no estaba nervioso. Emocionado sí, pero no muy nervioso. Tan pronto como subí al montículo y lancé mi primera pelota, el juego me absorbió por completo. Mi visión se limitó. Veía a mi receptor, Bob Melvin, y su guante. No veía mucho más.

Puede parecer que el béisbol se mueve lentamente, y luego con la velocidad de un accidente, cambia de carácter. Al principio del segundo episodio, Candy Maldonado, nuestro jardinero derecho, arrancó con una primera base precisa. Lo siguió Will Clark, quien con una elipse suave y larga de su bate conectó una lanzada y envió la pelota alta por el aire al jardín derecho. José Oquendo retrocedió hasta la cerca, como si fuera a agarrarla, y Candy volvió a la primera base para tocarla, pero la pelota cayó en las graderías para un cuadrangular. De repente, casi sin advertirlo, estábamos adelante 2-0. El estadio Busch quedó en absoluto silencio.

Yo lo mantuve en silencio. El diario *The San Francisco Chronicle* escribió acerca de mi lanzamiento aquel día: "Fue tan fácil que parecía sin esfuerzo. Fue tan sin esfuerzo que parecía aburridor." Tal vez para ellos, pero no para mí. Yo estaba lanzando el juego de mi vida. Cada vez que los 55.331 aficionados parecían despertar, yo los callaba. Allí en la lomita, arrojando mis lanzadas, podía controlar por completo el ánimo y el tiempo del juego. Era una sensación increíble de poder.

Así se sabe si estoy lanzando mi mejor juego: Miren cuántos bates quiebro. Cuando coloco perfectamente mi curva, llega al bateador diestro como si estuviera separada del ángulo exterior del plato. Entonces al último segundo, cuando él ha decidido no batear, la lanzada cambia de dirección y entra por esa esquina externa. Esa lanzada se llama curva trasera.

Eso prepara el terreno para mi pelota rápida adentro. El bateador que ha visto ese *slider* sobre la esquina externa se inclina hacia afuera sobre el plato. Una pelota rápida sobre la esquina interna lo sorprende inclinado demasiado. El batea, pero golpea con la parte delgada del bate, el cual se astilla.

Aquel día rompí cinco bates.

En el cuarto episodio, nuestro jardinero izquierdo Jeffrey Leonard llegó al plato. A los aficionados de los Cardenales les disgustaba Jeffrey, tal vez porque había estado bateando un cuadrangular cada día, y pasando por las bases con toda la rapidez de un vehículo con transmisión doble en pantano profundo. Los aficionados provocaban a Jeffrey con un grito burlón: ¡Jeff-RI! ¡Jeff-RI!

Leonard es un hombre fuerte, orgulloso y de apariencia hostil. Había bateado unas pocas pelotas fuera del cuadrado y después la envió profundo y derecho al jardín central. Pareció que la pelota se demoró mucho tiempo para pasar por encima de la cerca, y Leonard se tardó aun más para pasar por las bases. Era 3-0. Había un silencio completo en el estadio *Busch*, tan callado como si todo el mundo se hubiera levantado y salido.

En lo que a mí concernía, podrían haber salido. Yo estaba concentrado. Los cincuenta mil aficionados no existían para mí. Aun los bateadores casi no existían. Sólo mi *catcher* estaba allí. Pensábamos sincronizados, dos o tres lanzadas adelante. El sabía lo que yo quería lanzar. Yo sabía que él sabía. Parte del tiempo ni siquiera usábamos señales. Las lanzadas se indicaban con el movimiento de los labios. Si la cuenta era 0 y 2, él sabía que mi próxima lanzada sería una pelota rápida adentro. Luego volvía con mi *slider* por la puerta de atrás. Cuando el bateador no estaba mirando yo movía los labios como diciendo las palabras a Bob: "Trasera." ¡Pum! Allí estaba, recorriendo la línea negra sobre la parte exterior del plato. El próximo bateador.

Al principio del quinto episodio, casi lo abrimos. Aun conseguí un *hit*, pero echamos a perder una jugada apretada y no tuvimos carreras. Los aficionados susurraban. El momento pareció cambiar. Los Cardenales se recuperaban.

Fui al montículo pensando: *Sigan aplaudiendo. Hagan un poco más de ruido, porque el silencio será tanto mayor cuando hayamos terminado este episodio.*

Yo estaba avivado. No que se me notara. Mi confianza no se refleja en mis expresiones. En cuanto sea posible, trato de que no se me refleje el fuego en los ojos, para que los contrarios no puedan ver lo que siento.

La confianza me llegaba hasta los huesos. Me producía una sensación indescriptible, poder salir mientras la multitud estaba emocionada y comenzaba a cantar, y luego ponerlos a dormir de nuevo.

Hicimos el doble de carreras en el octavo episodio, gracias a un error muy extraño de Ozzie Smith. Ozzie se fue deslizado hacia la tercera base para un roletazo, hizo una zambullida sin esfuerzo a la carpeta, y salió sin nada. La pelota le pasó saltando por entre las piernas y dos hombres lograron las carreras a toda velocidad. Con una ventaja de cinco carreras, me fui a casa con mi primera victoria de después de la temporada. Había concedido dos *hits* y ninguna carrera, para ponerme en los libros de plusmarcas. En los juegos decisivos de 1984 y la Serie Mundial yo había lanzado cinco veces en relevo y no había concedido ni una carrera. Ahora aumentaría mi marca de después de la temporada a diecinueve episodios y dos tercios sin carreras.

Después del juego me llamaron al cuarto de entrevistas. Por lo general, los periodistas hablan con uno en los camerinos. A lo sumo, un puñado de periodistas lo rodean a uno allí, pero para los juegos después de la temporada hay tantos periodistas presentes que disponen un cuarto especial con micrófono para unos pocos jugadores.

Entré tarde, mientras Roger Craig hablaba de manera parecida a John Wayne. El cuarto estaba lleno de reporteros que sostenían sus grabadoras en el aire, y los camarógrafos de televisión se acomodaban con sus luces brillantes. Con dificultad avancé entre la gente.

Me pareció que alguien le había hecho a Roger una pregunta acerca de los peloteros cristianos. Por lo general, se cree que los cristianos son demasiado amables para ganar juegos, que se encogen de hombros y alaban al Señor cuando pierden y, por eso, les falta la intensidad y decisión para salir adelante en los juegos difíciles. Me abría paso con los hombros hacia el frente del cuarto cuando oí que Roger decía: "Dicen que los cristianos no tienen valor. Pues, este jugador es cristiano y no le teme a nada." Esa fue su introducción, y me pasó el micrófono.

En seguida, uno de los redactores de uno de los periódicos principales continuó: "Roger acaba de comentar que algunas personas dicen que los atletas cristianos no son valientes. ¿Cómo responde usted a eso?"

Hay que entender que esa es una oportunidad muy extraña. Casi todo el tiempo, los periodistas tienen mucho cuidado de no preguntar nada que lleve al tema de la religión. Si uno fuera a hablar de la inspiración que recibe de su perro, ellos se interesarían, pero cuando se trata de Dios, los periodistas, por lo general, se apartan mucho. Pasan rápido a otro tema y, con toda seguridad, no se citan las palabras acerca de la fe.

En cierto sentido, entiendo sus motivos. La fe en Dios de una persona es un asunto muy personal, pero me encanta poder decirle a la gente quién soy y qué es lo que más me importa, si quiere saber. Así que estaba muy feliz en aquel momento, frente a toda la nación, por televisión en vivo, al hacérseme esa pregunta.

Preguntaban, de veras, si los cristianos son cobardes. La mejor manera de responder a esa pregunta pensé que era preguntarse si Jesús era cobarde. Después de todo, los cristianos son seguidores de Jesús. Si él era cobarde, los cristianos debían serlo también.

Les dije que si Jesús estuviera en mi lugar, y tuviera que competir como atleta profesional, sería el mejor atleta del campo de juego. Jugaría con más intensidad y decisión que cualquier otro atleta, pero El siempre mantendría el control de sí mismo.

No quería sugerir que me imaginaba a Jesús como pelotero. Jesús tiene cosas más importantes para hacer que jugar béisbol, pero en todo lo que Jesús hizo, ya fuera en la predicación a las multitudes o al cuidar de un solo individuo insignificante, no transigió, y lo hizo con intensidad y poder. Todo el que haya leído la Biblia sabe que Jesús no era cobarde. De modo que si me imagino a Jesús haciendo mi trabajo, pienso que lo haría de manera que mereciera mi respeto.

Les dije a los periodistas: "Jesucristo es mi ejemplo. Juego para él. Cuando juego, lo hago para glorificar a Dios. Reconozco la capacidad que me ha dado y, por eso, juego con todas mis fuerzas."

Me encanta tener la oportunidad de decírselo.

Recuerdo que me encontré con Janice, mi esposa, al salir del club. Ella estaba en el corredor largo y lleno de gente donde los parientes de los jugadores esperan después del juego. La vi en medio de la confusión feliz y bulliciosa de las familias al saludarse. Se veía maravillosa. Su rostro irradiaba alegría. La tomé en mis brazos y la besé. Cuando le conté acerca de la entrevista después del juego, se puso a dar saltos por su alborozo.

Era nuestro noveno aniversario. Yo había lanzado una blanqueada en los juegos decisivos. Había tenido la oportunidad de dar crédito a Dios. Janice parecía que tenía estrellas en los ojos al mirarme. Me dijo: "No sé cómo vas a superar esto."

2

En preparación

Qué podría superar eso? Si me hubiera detenido a pensar seriamente en lo que Janice había dicho, supongo que podría haber pensado en ganar otro juego de semifinales, o en abrir un juego en la Serie Mundial.

Eso no sucedería. Regresamos a casa al estadio *Candlestick Park* y ganamos dos de los tres juegos siguientes. Eso significaba que regresábamos a San Luis, necesitando ganar sólo uno de los últimos dos. Yo abrí el primer juego; mi mejor amigo Atlee Hammaker lanzaría en el segundo, si fuera necesario. Atlee se había desempeñado bien en su primer juego de apertura, pero la práctica en el *bull pen* le había afectado su guía después de que había salido. El no había tenido decisión.

Yo estaba muy relajado antes de lanzar, como de costumbre. Recuerdo cuando bajaba con Atlee por el pasadizo que conduce al campo de juego. Era un túnel de concreto, poco iluminado, debajo de las graderías. Atlee me decía:

—Tienes que ganar este para nosotros, Dave. Tienes que ganar.

— No importa, Atlee. — le dije — Si no gano hoy, tú ganas mañana.

Fue un juego de noche, frío y calmado. Arriba, por encima de las luces, el firmamento estaba muy negro. Los reflectores nos iluminaban a todos: jugadores, árbitros, entrenadores y cincuenta mil aficionados, como si estuviéramos en una estación espacial orbitando en plena oscuridad.

Mi lanzamiento aquella noche fue mejor que en mi

primer juego de semifinales. No di bases por bolas, y saqué a ocho en seis episodios. Una de esas jugadas pequeñas e insignificantes hizo todo el daño.

En el segundo episodio, Tony Peña, receptor de los Cardenales, empezó con un lineazo débil al jardín derecho, una jugada de rutina para Candy Maldonado; pero Candy vaciló, vino, se deslizó con los pies por delante y no pudo agarrar la pelota. Le rebotó en el hombro y se fue rodando, y para cuando Chili Davis la alcanzó desde su posición en el jardín central, Peña había llegado a la tercera base.

Candy había perdido la pelota en las luces. Es una de esas cosas extrañas que ocurren a veces en el béisbol. En ese momento del segundo episodio, no parecía gran cosa. Después de todo, habíamos estado bateando los lanzamientos de los Cardenales como locos.

Hice que Willie McGee bateara un roletazo, y Peña, que no es muy veloz, tuvo que quedarse en tercera. José Oquendo vino a batear. Envió una pelota al vuelo por la línea del jardín derecho, y Candy corrió y la agarró. Peña salía en dirección a la base meta. Yo ya estaba allí para hacer la asistencia detrás del *catcher*.

Candy tuvo que darse media vuelta para arrojar la pelota. Tal vez se esforzó mucho para lanzar bien. La pelota rebotó fuera de línea al lado de la tercera base. Bob Melvin, nuestro receptor, la agarró y trató de tocar la base, con un giro rápido y una zambullida, pero no lo logró. Peña se apuntó lo que resultó ser la única carrera del juego. También fue la única carrera que me hicieran en un juego después de la temporada. Una carrerita por una jugada de chiripa. John Tudor lanzó de manera excelente contra nosotros. Perdimos 1-0.

A la noche siguiente, Atlee salió a lanzar y lo batearon duro. Por la segunda noche seguida nuestro equipo no pudo hacer ni una carrera. Y antes de que nos diéramos cuenta íbamos de regreso a casa a lamentarnos y a ver a los otros jugar la Serie Mundial.

Janice y yo, con nuestros hijos Tiffany y Jonatán, volvimos a casa a San Diego. La pérdida frente a los Cardenales fue dura, pero no pasó mucho tiempo antes que la pérdida fuera absorbida por recuerdos muy positivos de la temporada. Yo había lanzado los juegos mejores y más importantes de mi vida. Había cedido sólo una carrera en dos aperturas, y esa carrera, aunque fue apuntada como carrera limpia permitida, no lo fue. El equipo tuvo una excelente temporada de 1987. Sólo la entrada a la serie de campeonato de ligas era un privilegio.

Janice y yo estábamos listos para pasar ese invierno. Casi habíamos crecido juntos, fuimos novios desde la escuela secundaria, y nunca nos ha faltado la emoción de estar juntos, gracias a Dios. Para nosotros, la oportunidad de ponernos al día en nuestra relación mutua después de una temporada larga era motivo de gran alegría.

A veces uno de nosotros notaba el tumor de mi brazo y se preguntaba qué sería, pero nunca se nos ocurrió preocuparnos. Ni Janice, a quien le gusta hacer planes detallados para el futuro, pensaba en esa pequeña hinchazón.

Tomamos decisiones importantes durante ese invierno que tendrían que ver con la manera como tratamos esa hinchazón. Una fue la decisión de trasladarnos a nuestra ciudad natal.

Había dicho que nunca volvería a Youngstown, Ohio, donde Janice y yo crecimos y asistimos a la universidad. Cuando uno es joven, a veces quiere irse a formar su identidad. En las ligas menores habíamos vivido por todo Estados Unidos y también en países extranjeros. Nos habíamos establecido en California, donde éramos felices y esperábamos quedarnos.

El día de Acción de Gracias sentimos muchísima nostalgia. Como ya no estaba con los Padres de San Diego, no teníamos tantas relaciones beisbolistas. Los nuevos amigos entre los Gigantes estaban muy lejos. Tal vez nos dábamos cuenta que en lo más profundo del ser no éramos verdaderos californianos. Habíamos nacido y crecido en la región del oeste medio. Casi todos los miembros de nuestras familias todavía estaban en Youngstown. Los abuelos, tías y tíos de nuestros hijos estaban allí. Sabíamos que en Youngstown el clima sería estimulante y perfecto para encender el fuego de la chimenea y calentarse los pies. En San Diego, el clima del día de Acción de Gracias es ideal para ir a la playa.

Para ser sincero, ya hacía tiempo que Janice quería trasladarse a su tierra natal. Yo no estaba de acuerdo. Cada vez que ella hablaba de eso, le decía que quería quedarme donde estaba.

El día después de Acción de Gracias, después de acostar a los niños, estábamos sentados en el sofá de la sala cuando Janice me miró y preguntó:

—¿Qué estamos haciendo aquí?

No supe lo que quería decir.

—¿Qué estamos haciendo en San Diego? Tú trabajas en San Francisco, nuestras familias están en Ohio y vivimos en San Diego. No tiene sentido. Volvamos a nuestra tierra natal.

Ella no esperaba conseguir nada con eso. Lo había tratado antes. Esta vez, no obstante, pensé unos diez segundos y le dije:

—Tienes razón.

En ese momento decidimos. A los pocos días pusimos un aviso de "Se vende" frente a la casa. (Había sido nuestra por seis meses, y habíamos vivido en ella unos dos.) Durante la Navidad, compramos un lote hermoso en Boardman, el suburbio de Youngstown donde crecí y asistí a la escuela. Mis padres todavía vivían allí y mis hermanos ayudaban a administrar el taller de torno de mi papá. Empleamos a un arquitecto para que hiciera los planes de la casa. Era una decisión que parecía correcta. Después sabríamos cuán correcta.

Mientras estaba en San Diego, fuera de temporada, entrenaba en el Renaissance, un gimnasio de propiedad de la familia de Nick Hoslag. Un día de febrero, sin pensarlo, le dije a Nick:

—Ven a ver esta hinchazón que tengo en el brazo.

Hay algo que no entiendo bien. En cuanto recuerdo, nunca me preocupaba de la hinchazón. Tampoco Janice. Ni una vez pensamos que podría ser grave. Sin embargo, mis amigos y los miembros de mi familia recuerdan que yo le ponía mucha atención. Siempre se la mostraba y les pedía que la tocaran. Tal vez eso demuestra que, en el subconsciente, me preocupaba. Con toda certeza, conscientemente no.

Nick se acercó y tocó la hinchazón del brazo, y llamó a su esposa quién la tocó también. Luego su hijo Nick vino y dijo:

—Si yo fuera tú, no descuidaría eso. ¿Por qué no te la haces examinar?

Les dije que el entrenador de los Gigantes la había visto.

—No me duele. No es gran cosa. — agregué.

Apreciaba su preocupación, pero no quería darle demasiada importancia al asunto.

—No es nada hacerse un examen — me dijeron — . ¿Por qué no llamas a los Gigantes y obtienes permiso? Puedes pedirle al médico de los Padres de San Diego que te examine.

Un cirujano plástico hacía ejercicio aquel día allí, y ellos le pidieron que se acercara a mirar. Era obvio que no podría decir nada con sólo tocar la hinchazón, pero estuvo de acuerdo con ellos.

—Si yo fuera usted, me la haría examinar — dijo —.

No se notaba que la hinchazón hubiera crecido en los cuatro meses que habían transcurrido desde la primera vez que la observé. Yo pensaba que sí, un poco, pero todavía me figuraba que era sólo una lastimadura de algún golpe que no recordaba, que un tejido de cicatriz se había calcificado ahí.

Con desgano, siguiendo su consejo, me hice examinar la hinchazón por los cirujanos ortopédicos de los Padres de San Diego, los doctores Caldwell y Hirschman. El 22 de enero de 1988, fui a la clínica *Scripps* para un examen CAT, y cuatro días después volví para un IRM (imagen de resonancia magnética).

El examen no era precisamente "nada". El IRM lo hace sentir a uno como en un experimento de una película de ciencia-ficción. Debido a su potente imán, la unidad de IRM está, por lo general, aislada de cualquiera otra actividad. Los médicos lo amarran a uno con correas a una mesa. Luego con un sonido sordo la mesa entra a un cilindro metálico grande, aproximadamente del largo y ancho del cuerpo humano.

Estuve en el cilindro dos horas. Me sacaron unas pocas veces para que descansara, pero mientras estaba adentro tenía que estar acostado y quieto, amarrado, mirando a la parte de arriba del cilindro a pocos centímetros de la nariz. Todo lo que pensaba era lo que haría en caso de un terremoto. ¿Cómo saldría de allí?

Se tardó tanto porque al principio no podían registrar la hinchazón de mi brazo izquierdo. Eso significaba que tenían que tomar fotos del brazo derecho para compararlos. El procedimiento parecía no tener fin. Cuando salí al fin, me sentía como si hubiera estado acostado en mi ataúd todo el día.

Los resultados demostraban que yo tenía razón al no preocuparme. Los médicos vieron algo anormal, pero pensaban que era lo que llamaban "hematoma de hemorragia organizado como resultado de un trauma". Es decir, me había desgarrado unas fibras musculares y había cicatrización adentro. El brazo del lanzador soporta mucho esfuerzo, de manera que eso no parecía demasiado extraño.

Los médicos recomendaron que siguiera observando la hinchazón y me la hiciera examinar de nuevo a los seis meses.

Aunque parezca extraño, la casa que construíamos en Ohio nos causaba más conmoción que la hinchazón.

Cuando el arquitecto envió sus planos preliminares, el costo nos pareció astronómico. Por poco tiempo, podríamos cubrirlo. Yo tenía un contrato de dos años con los Gigantes, y la confianza de que podría lanzar durante años después; pero cuando consideramos la situación de modo objetivo, Janice y yo nos dimos cuenta que era arriesgado. Si por alguna razón dejaba el béisbol, mis entradas se reducirían en seguida a cero. Tendría que conseguir un empleo con un sueldo muy elevado, sólo para pagar la casa. No hay muchos empleos así disponibles en Youngstown, Ohio. Construíamos la casa de nuestros sueños que se podría convertir en una pesadilla.

Tampoco hubiera sido nuestra primera pesadilla financiera.

Antes, en 1983, un año después de que había entrado a las grandes ligas, los Padres de San Diego me ofrecieron un contrato de tres años por casi tres cuartos de millón de dólares. Eso era mucho dinero para mí. Sólo poco más de un año antes, Janice y yo habíamos estado pasando hambre en las ligas menores. Cuando conseguí ese contrato, pensé que ya nunca más volvería a preocuparme por el dinero.

No fue así. Lo vergonzoso y doloroso es que perdimos casi todo ese dinero.

Yo conozco la imagen de los atletas insensatos que se dan la gran vida, llevan cadenas grandes de oro y manejan coches caros, malgastando el dinero como si no hubiera un mañana; pero no hicimos eso, sino que perdimos ese dinero a la manera sensata y aburridora de la clase media.

Los atletas modernos hablan mucho del dinero. En el camerino se habla más de inversiones que de las jugadas suicidas (jugadas en que el bateador toca ligeramente la pelota para que ruede poco). Lo sabio es invertir, sabiendo que aunque se está ganando mucho dinero ahora, la carrera podría terminar mañana y, con toda seguridad, terminará mientras el jugador todavía tiene muchos años por delante.

A uno le presentan personas que dicen que le pueden ofrecer buenas inversiones. Todo jugador de las grandes ligas parece tener un negocio que le duplicará el dinero en cuestión de meses. Como a mucha gente, se me despertó la ambición. No me tomé el tiempo de buscar el consejo de los expertos. Confié en mi primera impresión de la gente. Caí en la trampa de hablar de dinero con gente que piensa que sabe mucho, pero en realidad tiene poca experiencia. Otros jugadores hablaban mucho de sus inversiones y muy pronto yo también.

Mi mayor error fue pensar que, por ser el jefe de la casa, debía tomar todas las decisiones financieras.

La realidad es que Janice es la experta en planeación en nuestra familia. Por su experiencia en contabilidad, debía haber tenido la mayor influencia en nuestras finanzas. Al contrario, yo me encargué, y resultamos metidos en problemas.

Conocí a un financista que dijo que me tenía una gran oportunidad. Necesitábamos una cobertura de impuestos, dijo, y bajo su guía compramos cinco condominios: tres en Arizona y dos en California. No hice muchas preguntas.

También compramos una casa maravillosa que nos hundió más en deudas. Todo nos iría bien, mientras durara mi contrato.

Los tres años de mi contrato terminarían pronto, no obstante, y las cosas no tenían tan buen cariz. Terminé ese tercer año con un codo muy adolorido. Para el fin de la temporada no podía lanzar nada. Ese fue el año cuando los dueños de las grandes ligas se habían puesto de acuerdo de no contratar a agentes libres. Ni los jugadores más famosos recibían ofertas. Cuando mi agente trató de negociar un contrato, los Padres de San Diego actuaron como si no estuvieran interesados. Me di cuenta de que podría quedarme fuera del béisbol.

Cuando quise vender los condominios, descubrí que no podía ni regalarlos. No valían tanto como la hipoteca que todavía debíamos de ellos.

Por fin, cuando las cosas se pusieron aterradoras, busqué la ayuda y el consejo de unos amigos sabios. Con su colaboración, empecé a enderezar las cosas. O mejor dicho, empezamos a poner las cosas en orden. El cambio más importante fue que Janice y yo volvimos a ser socios, tanto en este campo como en los demás.

Desde entonces, tratamos de tomar las decisiones juntos. Dedicamos el tiempo necesario. Oramos juntos. Consultamos con personas conocidas y de confianza. Se necesita más tiempo, pero los resultados son mucho mejores.

Nos costó casi todo lo que teníamos deshacernos de esos condominios. También vendimos la casa soñada de San Diego para pasarnos a un lugar más pequeño. Eso nos dolió. Fue vergonzoso, pero al fin pudimos estar sin deudas. No teníamos que esforzarnos sólo para tener suficiente. Los Padres de San Diego de San Diego me ofrecieron un contrato por un año, si salía seleccionado para el equipo durante el entrenamiento de primavera. Me alivié del codo y entré al equipo. Cuando me pasaron a San Francisco durante la temporada de 1987, y los Gigantes me garantizaron un contrato por dos años, Janice y yo sentimos que se nos daba una oportunidad de comenzar de nuevo.

Fue entonces cuando nuestra casa soñada de Ohio se nos convirtió en un problema. Volvíamos a cometer el mismo error. Construíamos una casa enorme que, aunque era hermosa, podría ponernos presiones financieras intolerables.

Una noche, mientras estábamos en la casa que teníamos para la venta en San Diego, hablamos del asunto con toda seriedad. Estábamos en el mismo sofá donde tomamos la decisión de trasladarnos a Ohio. Esta vez yo estaba sentado en el espaldar con los pies en los cojines.

Un artículo que Janice estaba leyendo mencionaba la importancia de llevar una vida modesta. Me preguntó:

—¿Crees que nuestra casa es modesta?

Hubiéramos preferido no hacer esa pregunta. Ambos queríamos construir esa casa. Nos entusiasmaba. Sin embargo, los dos sabíamos la respuesta a esa pregunta.

—No— dije, y la miré a los ojos—. Por nada del mundo es modesta esa casa.

—¿Qué vamos a hacer? — me preguntó.

—Dame el teléfono — le dije —. Llamaré al arquitecto y cancelaremos el proyecto ahora. Vamos a parar los planos.

Vendimos el lote y compramos uno más pequeño. Miramos diseños de casas ya hechos, y durante el entrenamiento de primavera hallamos uno que nos gustaba y a nuestro alcance.

Entramos a la temporada de 1988 sin deudas mayores, y con la esperanza de que nos estableceríamos en nuestro pueblo natal, cerca de la ayuda y el apoyo de nuestra familia. Eso haría una diferencia enorme en lo que estábamos a punto de afrontar. No tendríamos que sufrir la agonía de las implicaciones económicas de jugar béisbol o no, y siempre sabríamos que nuestros hijos tendrían más familiares alrededor de los que podrían contar. Por mucho que se sacudiera nuestro mundo, ese apoyo estaría allí al alcance de la mano.

Era seguro que no esperábamos ningún problema para el año venidero. Ni lo imaginábamos; pero al recordar, parece que alguien nos estaba preparando para lo inesperado.

3

Buenos sueños

Mi sueño del paraíso del béisbol se parece mucho al entrenamiento de la primavera de 1988.

Para un novato que trata de entrar al club, el entrenamiento de primavera es tenso; pero para los veteranos es muy relajante. Siempre he tenido primaveras terribles, y la de 1988 no fue una excepción. No se arriesga nada, por eso no siento la emoción que da la competencia. Necesito tiempo para lograr la sensación de nuevo, el sentido de equilibrio, precisión y fluidez que viene cuando todas las partes de mi cuerpo trabajan en armonía. Hasta que tenga esa sensación, soy muy vulnerable.

Sin embargo, he aprendido a no preocuparme de eso en la primavera. Los Gigantes entrenan bajo el sol de Arizona, y un grupo de amigos y sus familias alquilaron juntos unos condominios nuevos. Además de Janice y yo estaban Scott y Kathy Garrelts, Atlee y Jenny Hammaker, y Gary y Regina Lavelle. Gary se preparaba para los Atléticos de Oakland; Atlee y Scott eran mis buenos compañeros de los Gigantes. Todos nos llevábamos muy bien. Vivíamos junto a la piscina, absorviendo el buen sol de Arizona, y considerábamos los condominios de unos y otros como propios.

Por las mañanas, Atlee, Scott y yo corríamos al estadio a hacer nuestro trabajo. Eran sólo dos cuadras. A veces nuestras esposas e hijos iban al campo de juego a vernos mientras entrenábamos. Casi todas las tardes, el equipo jugaba un partido, pero si uno no estaba en el programa para lanzar podía salir después del quinto episodio. No hice ni un solo viaje fuera de la ciudad para un juego de la tarde.

Por lo general, nos íbamos a casa, a la piscina, a media tarde.

Pasábamos las tardes y las primeras horas de la noche jugando y hablando juntos. Salíamos a cenar todas las noches. Después acostábamos a los chicos y nos reuníamos en nuestro apartamento o el de los Hammaker. Nos quedábamos hasta tarde, hablando de todo lo imaginable, a veces poniéndonos a prueba, pero casi siempre aprendiendo los unos de los otros. A veces leíamos la Biblia juntos, y otras, orábamos.

Los beisbolistas pueden ser una clase bastante solitaria. El dinero y la atención que reciben de los medios de comunicación los aíslan de la mayoría de los que no son jugadores, que tienen dificultad para tratar a los beisbolistas como gente común. Se recibe mucha atención, pero eso no es lo mismo que la amistad. Los propios jugadores, por su constante viajar, no llegan a conocerse bien. Lo común es que se despidan en el estadio.

Por eso aquella primavera trae recuerdos tan maravillosos. No sé cuándo me reuniré con amigos como ellos otra vez.

Mi amistad con Atlee creció mucho. Atlee es un lanzador zurdo, muy alto, de piernas largas, de rostro angular por descender de madre japonesa y padre norteamericano. Lanzamos con la misma mano, pero en muchas otras cosas somos muy opuestos. Lo éramos especialmente la primera vez que nos encontramos. Yo tenía muchas ideas políticas muy definidas que les quería comunicar a todos. Veía las cosas en blanco y negro, correcto o incorrecto. Atlee se interesaba mucho más en la gente.

La palabra para describir a Atlee es *sensible*. Está muy consciente de sus sentimientos, y de los sentimientos de otros. Cuando conocí a Atlee, yo tenía una actitud dura hacia la gente. No podía tolerar lo que consideraba como comportamiento estúpido. Pensaba que la gente debía ver lo que era correcto y vivir de esa manera.

Atlee era diferente. Tenía una reacción positiva a las necesidades del prójimo. Toleraba sus debilidades. No sólo se interesaba en lo recto, sino que se preocupaba por lo que la gente sentía. Por eso tenía amigos íntimos. La gente le relataba su vida. Atlee me inquietaba. Quería su amistad y ser como él.

Atlee quería que yo obtuviera una segunda opinión sobre la hinchazón del brazo. El ha tenido muchas heridas en su carrera, y nunca se contenta con la recomendación del médico. Tiene que hacer preguntas e informarse de la literatura médica. Quiere conocer todo lo que sea posible antes de tomar una decisión.

A él le disgustaba esa hinchazón. El hecho que me la había hecho examinar no le bastaba. No creía que fuera una lastimadura ni desgarramiento. Pensaba que uno se acordaría de haber golpeado algo tan duro para hacerse una protuberancia como esa.

Recuerdo que estaba sentado junto a la piscina aquella primavera, hablándole de la hinchazón. El cálido sol de Arizona nos hostigaba, y nuestra conversación me iba calentando el ánimo también. Atlee no aceptaba mi punto de vista. Al fin, me enojé.

—No quiero hablar más del asunto — le dije—. ¿Entiendes? Ya tengo un médico y es mi brazo.

De Atlee también he aprendido a pedir excusas.

El cambió la dirección de la conversación al instante cuando vio cómo me sentía.

— Lo siento, Dave — dijo —. Creo que te puse mucha presión.

Por eso podemos estar en desacuerdo, discutir y aun enojarnos, y todavía seguir de amigos. Yo solía guardar rencores. No decía nada, pero recordaba. Atlee me enseñó a echar esas cosas al olvido.

Hacia el final del entrenamiento de primavera, cuando nos preparábamos a salir de Arizona y comenzar la temporada, Roger Craig se me acercó en el estadio y me dijo:

—Bueno, muchacho, te voy a dar la pelota para el día de apertura. Tú eres mi jugador favorito.

Me entusiasmó la noticia. El lanzar en la apertura es el mayor honor que un *manager* le puede dar a un jugador.

Muchos otros lanzadores habían tenido mejores resultados aquella primavera; pero Roger dijo que yo había ganado la oportunidad con mi lanzamiento después de la temporada del '87.

Así que inicié la temporada del '88 en el estadio Dodger, compitiendo con el gran Fernando Valenzuela. El estadio estaba lleno a capacidad. El tiempo era perfecto en Los Angeles. Los Gigantes estábamos preparados psicológicamente para la temporada. Esperábamos ganar el campeonato de la división otra vez, y esa vez seguir a la Serie Mundial.

Nunca olvidaré mi primer lanzamiento. Le arrojé una pelota rápida baja y hacia adentro a Steve Sax. La bateó y la mandó por la línea. Antes de que me diera cuenta, la pelota había salido del estadio como una bala. La multitud se puso histérica. El ruido parecía oprimirme los oídos.

No fue un buen principio para una nueva temporada. Pensé para mis adentros: *¡Oh, no! ¿Ya empezamos mal?*

Pero entonces dije: "Olvídalo. No puedes cambiarlo. Sigamos a partir de aquí."

El resto del juego blanqueé a los Dodgers en dos *hits* más. Parecía que había comenzado desde donde había terminado en las semifinales. Tenía la deliciosa sensación del control absoluto. Ganamos 5-1.

Uno tiene sueños y se impone metas. Para todos los lanzadores, el sueño es una temporada victoriosa de veinte juegos. La había tenido a la vista unas pocas veces. Pensaba: *Este año, lo lograré.* Se lo dije a Janice cuando volví a casa para el día de apertura en San Francisco:

—¿Sabes algo, mi amor? Creo que 1988 va a ser mi año.

4

Un hombro adolorido

A partir de aquel glorioso día de apertura parecía que viajaba en la montaña rusa. Por un momento estaba en la cumbre y podía vislumbrar un futuro color de rosa. En seguida, iba en descenso, preguntándome si habría algo que pudiera detener mi caída.

El segundo juego que lancé fue contra los Padres de San Diego de San Diego. Me fue difícil relajarme antes del juego. Me dolía la parte de atrás del hombro. En el primer episodio, cedí una base por bolas con dos *outs*, que abrió las puertas para tres carreras. Sólo duré cuatro episodios, y perdí.

Mi tercer juego fue también contra los Padres de San Diego. Esa vez lancé bien, cediendo sólo una carrera en siete episodios, pero no conseguí la decisión cuando los Padres de San Diego le batearon un cuadrangular a Don Robinson en el noveno, para ganar 2-1.

Mi cuarto juego fue también sin decisión, pero pudo haber sido una derrota. Me sacaron después de dos episodios, perdiendo 5-2. Me dolía el hombro y no pude sobreponerme al dolor para jugar.

He tenido un estado dolorido casi constante durante mi carrera, en el hombro o el codo. A veces el brazo empieza tieso y hay que lanzar a pesar del dolor. Una vez que las articulaciones y los músculos se calientan ya no duelen tanto; pero esa vez el dolor no me pasó.

En el juego siguiente, el quinto, lancé bien durante ocho episodios y conseguí mi primera victoria desde el día de apertura.

Mi sexto juego fue contra los Cardenales de San Luis. Fue el dos de mayo, sólo a un mes de comenzada la temporada. Los Cardenales tal vez recordaban la manera como les había lanzado después de la temporada, porque llegaron a *Candlestick Park* ansiosos y listos para batear. Mi actuación fue terrible. El dolor en el brazo me mataba, y mi pelota rápida no pasaba de 120 kilómetros por hora. Los de San Luis me batearon como si se estuvieran desquitando de lo que les había hecho en el mes de octubre.

No duré mucho. Después de soportar dos episodios, cediendo cuatro carreras sin culpa mía, Roger Craig vino a mí en el cobertizo de espera. Me preguntó cómo me sentía. Le dije que me dolía el hombro. Por lo general, preferiría morir a admitir que no podía lanzar, pero no había manera de encubrir el dolor.

Salí a comenzar el tercero, pero después de lanzar tres bolas débiles al bateador que comenzaba, Roger me sacó del juego. Me fui a la ducha, con disgusto. Quería competir. Que me venciera un bateador era una cosa, pero la derrota por un hombre adolorido era insoportable. Era como un enemigo al que uno no puede ver para pelear. Me sentía desamparado y frustrado.

Pocos días después, Roger me citó para hablar. Su oficina, como él mismo, tiene un aspecto del viejo Oeste de los Estados Unidos. Es un poco difícil encontrarla, pues está oculta en un rincón del club; tiene pinturas del desierto del suroeste, de caballos y vacas de cuernos largos, y de indios. En una pared oscura se destacan un par de pitones de toro, que supongo se podrían usar para espolear a ciertos jugadores en el trasero. Roger cree que se debe motivar a las personas. Nunca he necesitado mucho de eso, y los dos nos hemos llevado bastante bien.

Me senté, casi seguro de la noticia que me esperaba. Roger fue breve. En ese momento, no había mucha motivación para dar. Roger dijo que yo estaba en la lista de incapacitados por quince días. Los entrenadores pensaban que con cierto descanso mi brazo podría mejorar.

Los brazos adoloridos pueden terminar con la carrera de muchos lanzadores. Soy muy ágil y tengo las extremidades muy sueltas. Tengo el desarrollo físico común de los gimnastas, o sea, hombros grandes y articulaciones flojas. Por tener articulaciones dobles, puedo juntar las manos detrás de la espalda y pasarlas por encima de la cabeza sin separarlas. Cuando era niño, solía sacar los hombros de su articulación para divertir a mis amigos.

Esa movilidad puede ser una ventaja en ciertos casos, pero es una desventaja cuando se trata de brazos adoloridos. Mis articulaciones son tan flexibles que se mueven más que las de la mayoría de las personas, y son susceptibles a la irritación y la inflamación. Tuve el hombro muy adolorido en 1983, mi primera temporada completa con los Padres de San Diego, y perdí las últimas seis semanas del año. En ese entonces hice una declaración muy tonta. Dije que esperaba que a partir de entonces cualquier irritación que tuviera fuera en el codo. Durante el resto de mi carrera con el equipo de San Diego, el dolor en el codo casi me mata.

Ahora era el hombro otra vez. Solía comenzar el calentamiento bien y me sentía en forma. Después de tres o cuatro lanzamientos trataba de aumentar la velocidad. Entonces sentía un ruidito, como si me hubiera dislocado el hombro ligeramente. En seguida el dolor era muy fuerte. No podía lanzar a pesar del dolor, como siempre antes. Casi no podía lanzar la pelota.

Parece que el único tratamiento eficaz para un hombro inflamado es el descanso. Los quince días en la lista de incapacitados se convirtieron en veinticinco, pero no fueron demasiado difíciles. Estaba feliz de evitar un viaje y estar con mis hijos. Janice estaba muy contenta de tenerme en la casa. Después de mi desánimo inicial, tomé la situación con calma. Siempre he creído que un brazo adolorido es parte del lanzamiento a nivel profesional. He soportado muchísimos. También esperaba soportar aquel. No me moriría del dolor. Tenía confianza en que el descanso me restauraría al juego.

El 28 de mayo, dado de alta de la lista de incapacitados, lance contra los Filis de Filadelfia. No tenía juego. No podía lanzar duro, ni poner la bola donde quería, y mi *slider* no rompía. Estaba, como dicen los lanzadores, arrojando pus.

Cuando uno no tiene su buena variedad de lanzadas tiene que lanzar con el cerebro. Me siento muy satisfecho de lo que hice aquel día. En cinco episodios, cedí dos *hits* y una carrera. Me dolía muchísimo el brazo, pero pude adelantarme a los planes de los Filis, y mantenerlos en desequilibrio. Siempre había dicho que sabría que había alcanzado la cumbre cuando podría ganar con jugadas mediocres. Ese día lo supe. Me suponía que podía soportar el dolor si me las arreglaba para ganar juegos para el equipo.

Dos días después estábamos en Montreal, y trataba de arrojar al lado, calentando el brazo y aflojándome. El dolor era tan fuerte que casi me caigo. El entrenador de lanzamiento, Norm Sherry, podía ver que no iba a dar resultado, y me dijo que parara. Hay ocasiones cuando hay que arrojar a pesar del dolor, y hay ocasiones cuando se pone en peligro el brazo. De todos modos, no pude lanzar por el dolor, aunque tanto lo quería. Nadie podría.

Dejé el equipo para volar de regreso a San Francisco. El médico de los Gigantes, Gordon Campbell, me examinó y recomendó cirugía artroscópica exploratoria. Diez días después me estaría haciendo perforaciones.

Por alguna razón los procedimientos antes de la operación en el hospital *Stanford* se hicieron en un pabellón enorme y vacío. Había dos hileras de camas vacías. Entre ellas había una enfermería, con una enfermera para atenderme. Yo era el único paciente. Firmé los permisos y me desvestí. Cuando todo estaba listo me llevaron en una camilla a la sala de cirugía, donde el doctor Campbell esperaba.

El resto lo sé sólo porque me lo contaron. Después que el anestesista me puso a dormir, el doctor Campbell me hizo una pequeña incisión detrás del hombro, lo que llaman un portal. A través de ese orificio metió un tubo metálico, delgado, como del diámetro de un lápiz. Contenía una fibra óptica con un lente pequeño al extremo. Movió el tubo hacia arriba dentro del hombro y miró por el otro extremo. Habían introducido fluidos a la articulación, de modo que el doctor Campbell viera la imagen con claridad, como si estuviera mirando dentro de una piscina con una máscara de buceo.

En el examen, el médico encontró un tendón raído donde la parte superior del músculo bíceps se une al hombro. Parece que la parte raída se movía y se metía en la articulación del hombro al doblar el brazo, y eso causaba un dolor fuerte. También encontró mucho tejido de cicatriz.

Los portales de detrás del hombro sólo son útiles para mirar; el doctor Campbell tendría que hacer las reparaciones por el frente. Me hizo otra incisión por delante del hombro. Después de insertar un aparato exploratorio pequeño, el médico raspó el tendón raído. Sacó tejido cicatrizado y cerró la incisión.

Desperté muy atontado por el efecto de las drogas; por mucho tiempo podía oír todo lo que pasaba a mi derredor, pero no podía abrir los ojos. Cuando se me aclaró la cabeza, tenía náuseas. Me vestí y con la ayuda de Janice me fui camino a casa.

Al entrar al carro le dije:

—Llévame al estadio.

Atlee lanzaba aquella tarde y yo quería ver el juego.

Janice no quiso.

— Nos vamos a casa, — me dijo.

—Janice, llévame a *Candlestick Park* — insistí.

Ella ganó. Fuimos al condominio. Al llegar me sentí horrible. Me acosté y dormí durante un par de horas de sueño profundo.

Al despertar, me sentí muy bien y lleno de esperanza. El brazo no me dolía. Había sido una cirugía de rutina, si la hay, y fue un alivio saber que habían encontrado algo que podían curar. Tenía mucha fe en el doctor Campbell. Estaba ansioso de volver a estar entre las líneas tan pronto como fuera posible.

Comencé la rehabilitación con Larry Brown en la clínica deportiva de Palo Alto. Larry es uno de los pocos terapeutas que he conocido que no mima a los atletas. El sabe lo que podemos hacer, y eso espera de nosotros. Larry preparó una rutina de ejercicios fuertes, con pesas, para devolverme la fortaleza y ayudarme a sobreponerme a la cirugía y al largo período de inactividad. Tres días a la semana hacía los ejercicios con él. Cuando el equipo estaba en casa, también iba al estadio y entrenaba con los muchachos.

La terapia de rehabilitación es muy exigente. Se trabaja más duro que durante la temporada regular. Me gusta trabajar duro, si sé el objetivo.

Atlee y yo pasábamos mucho tiempo juntos. Eramos amigos íntimos. Al Rosen, el gerente general de los Gigantes, cuando nos veía le decía a Atlee: "¿Puedes hacerme el favor de dejar en paz al muchacho?"

Atlee me hablaba mucho de la hinchazón. Decía: "¡Hombre, esa hinchazón se te está poniendo más grande que el brazo!" Yo no pensaba en eso. El doctor Campbell dijo que había visto muchas hinchazones semejantes en jugadores de fútbol; la llaman la "contusión del parador". Pensaba que si el médico no se preocupaba, entonces yo tampoco. Me preocupaba mucho más el hombro.

A pesar de la operación y los ejercicios, parecía que el hombro no mejoraba. Arrojaba la pelota, pero todavía me dolía.

Cuando uno está sentado en la banca, se pierde muy fácil la perspectiva; uno se deprime y piensa lo peor. Me preguntaba si ya habían pasado para mí los días en el béisbol.

Una parte de mí se sentía lista para eso. Me esforzaba mucho cada día y no veía progreso. No podía disfrutar del juego.

Le hablé de eso a Atlee un día, mientras yo montaba en la bicicleta de ejercicios en el gimnasio de los Gigantes, que es un salón abierto lleno de máquinas para ejercicios y de pesas. Paso mucho tiempo allí, haciendo los ejercicios. Me parece un lugar tranquilo y agradable.

Atlee filosofaba. Me dijo:

—Damos mucho por concedido en este juego. Suponemos que vamos a recuperarnos de una herida, pero quién sabe si nuestras carreras ya han terminado y ni lo sabemos.

Creo que se sorprendió cuando le dije que estaba preparado para eso:

—Cuando deje esto, no miraré atrás. Me gustaría completar los diez años para tener la pensión completa. Después me retiraré y seré perfectamente feliz.

Discutimos. Atlee había visto pasar a uno de sus mejores amigos por la angustia de dejar el béisbol. Describió cómo se sentía aquel amigo en febrero, cuando comenzaba el entrenamiento de primavera. Se sentía perdido e inseguro de su propósito en la vida.

—No es posible que uno se retire del béisbol sin sufrir las consecuencias — dijo Atlee. Tú has estado jugando desde niño. Va a ser mucho más difícil de lo que piensas.

Hablábamos a los gritos y le dije:

—No me digas lo que siento. No sabes lo que llevo dentro. Sé que no lo echaré de menos.

—Sé que sí porque es parte de nosotros — dijo Atlee.

5

Campo de sueños

En la película *Field of Dreams* [Campo de sueños] un joven campesino de Iowa oye una voz misteriosa que le dice que debe construir un campo de béisbol en medio de su maizal. Sus vecinos piensan que está loco, pero el construye el campo de juego de todos modos. El no tiene idea del propósito. Sólo espera para saber. Está seguro que debe haber una razón.

Lo que pasa es aun más extraño que la voz sin procedencia cierta. Aparece el jugador "el descalzo José" Jackson, famoso jugador del pasado, expulsado del béisbol profesional debido a un escándalo en juegos de azar. Murió en el anonimato y la deshonra. Aparece, salido de cierta existencia de ultratumba. Quiere jugar al béisbol. El campo de juego es para él.

Recluta pronto un equipo completo de peloteros de ultratumba. Aparecen todos los días con sus uniformes antiguos, juegan juntos, y después desaparecen por donde vinieron: el maizal que está más allá del jardín central.

Una vez, mientras uno de ellos se desvanece, grita imitando jocosamente a la Bruja Malvada de *El mago de Oz*: "¡Auxilio! ¡Me derrito!"

Con ese "derretirse" se puede comparar la idea de dejar el béisbol para los que hemos tenido la fortuna de jugar. ¿Cuál otra carrera lo lleva a uno al pináculo del éxito y termina a los cuarenta? Aquí por unos pocos años jugamos un juego de muchachos, en un hermoso campo verde delante de los aficionados que nos aman. Le ponemos toda la atención apasionada, y el béisbol parece, como todos los juegos de la juventud, como si fuera a durar para siempre. Es la única vida que conocemos. Nunca hemos tenido un verdadero empleo. No podemos imaginar lo que hay más allá. No podemos imaginarnos la vida sin el béisbol. Cuando dejamos el juego, ¿nos esfumamos?

Para agosto, después de mucho ejercicio, le volvió la fuerza a mi brazo. La temporada de los Gigantes no había salido tan bien como esperábamos, pero los Dodgers de Los Angeles y los Rojos de Cincinati iban tropezando, y todavía teníamos una oportunidad de obtener el pendón. La administración del equipo esperaba volver a ponerme en la rotación de lanzamiento para los partidos decisivos. Decidieron que era hora de que yo hiciera la rehabilitación de veintiún días en las ligas menores. Esa sería la última etapa antes de reactivarme en el equipo de las grandes ligas.

Me enviaron a nuestro equipo de triple A en Fénix, Arizona, donde abrí el juego contra los Medias de Colorado Springs, el equipo de triple A de los Indios de Cleveland. Abrí el juego con grandes esperanzas, que duraron menos de una hora. Me batearon duro y a menudo. El dolor del brazo me mataba, y ni podría romper el vidrio de una ventana con mi bola rápida. El indicador de velocidad registraba mi lanzada más rápida a ciento veinticinco kilómetros por hora, con lo cual no se puede conseguir un contrato al salir de la escuela secundaria. Duré dos episodios y dos tercios, y cedí once *hits* y cinco carreras.

Norm Sherry, nuestro entrenador de lanzamiento, había ido a Fénix conmigo. Caminó despacio hasta la lomita y me preguntó qué pasaba. Cuando le dije cómo me sentía, dijo: "No juegues más por ahora." Al día siguiente volé a San Francisco. No había objeto en tratar de lanzar con tanto dolor.

Me quedé con el equipo pero me sentía bastante decaído. Todo el equipo pasaba por un estado desconsolador entonces. Para el fin del verano habíamos salido de la competencia. Todos ponían su tiempo mientras hacían planes de irse a casa.

Me disgusta darme por vencido. Seguía pensando: *Tal*

vez pueda trabajar a pesar del dolor. Decidí que trataría de practicar el lanzamiento y el bateo, pero no pude.

Entonces traté de arrojar solamente la pelota, de jugar a agarrar la bola, pero me dolía tanto el hombro que no podía soportarlo. Era obvio que no iba a lanzar otra vez en 1988. Toda la temporada fue un fracaso para mí.

Como me explicó el doctor Campbell, una vez que un hombre como el mío se lastima, los problemas tienden a ser recurrentes. Dijo que no había mucho que pudiera hacer por mí, excepto esperar y ver cómo respondía el hombro al descanso. Si eso no daba resultado, había una posibilidad drástica. Unos jardineros habían tratado un procedimiento quirúrgico con el cual se les acortaron los músculos del hombro para templar las articulaciones. El procedimiento era muy experimental, y nunca se había probado en un lanzador. Lo debatimos como una última posibilidad, lo cual probablemente dice menos acerca de la viabilidad de tal procedimiento que de lo oscuro que se me presentaban las cosas.

Para septiembre, Janice ya había salido con los chicos para Ohio. Queríamos ponerlos en la escuela. Nuestro lugarcito al sur de San Francisco era muy solitario sin mi familia. No estaba haciendo nada con el equipo, sólo montando en la bicicleta de ejercicios para mantener las piernas en forma. No podía tocar una pelota sin sobrecogerme de dolor. Por fin, les hablé a Roger Craig y Al Rosen, nuestro gerente general, para preguntarles si podría irme a a casa a estar con mi familia. Dijeron que sí. Entonces empaqué.

Antes de salir hablé con el doctor Campbell sobre otro examen de la hinchazón. Era sólo de rutina. Ya habían pasado poco más de seis meses desde el primer examen, y seis meses era el tiempo que los médicos de San Diego habían recomendado antes de hacerme el otro examen.

Para entonces la protuberancia se veía con claridad. Surgía al lado de mi brazo como la mitad de una bola de golf, y también casi tan dura. Mark Letendre, nuestro entrenador, pensaba que parecía más grande sólo porque se me habían atrofiado los músculos del brazo con la inactividad. Normalmente tenía brazos y hombros abultados, y era cierto que se habían encogido, aunque me parecía que la hinchazón era mayor. Atlee estaba seguro que había crecido.

Me hicieron el examen el nueve de septiembre, y al día siguiente tomé un vuelo a casa. Salí con una confusión de sentimientos entre dulces y amargos. Había jugado muy poco al béisbol durante el año, y los problemas del brazo habían contribuido ciertamente a los problemas del equipo. Es un sentimiento desagradable saber que le han pagado bien a uno por no hacer nada de valor para nadie. No podía evitar mi desempeño, pero todavía me sentía mal por eso. Como es natural, comparaba mis sentimientos con la emoción que había experimentado al comienzo de la temporada. Había esperado que ese fuera mi año triunfal.

Sin embargo, fue muy emocionante salir del avión al fresco aire otoñal de Ohio, ver las hojas que comenzaban a cambiar de color, abrazar a mis niños y mi esposa, y recibir el saludo de mis familiares y de los amigos del pueblo de mi juventud. Yo todavía era alguien especial en Boardman, Ohio.

Nuestra nueva casa estaba en construcción, y una de las primeras cosas que hice fue ir a verla. Los obreros estaban por todas partes, dando los últimos toques. El exterior estaba terminado; me detuve al frente y sentí una sensación muy agradable de satisfacción al contemplarla. Al recorrer los cuartos vacíos, pensaba en lo que sería vivir allí. Estaba ansioso de ocuparla. Mientras tanto vivíamos con mis padres.

Unos pocos días después de volver a casa recibí una llamada del doctor Campbell. No me sorprendió. Esperaba que me informara de los resultados del examen médico.

—Dave, hay una masa de tejido blando al extremo del músculo deltoides — me dijo con su voz suave y profesional —. Pedí a unos especialistas que examinaran la radiografía, y no están seguros de lo que es. Podría ser insignificante, pero te recomiendo que vayas a ver a un médico allá.

Me preguntó a quién conocía en mi región, y le dije que vivía como a una hora en coche de la clínica *Cleveland*. Le gustó eso. El conocía al doctor Bergfeld allí, quien era el médico del equipo de los Indios de Cleveland. Dijo que me haría una cita con él.

Al día siguiente, Janice y yo estábamos en un cuarto de examen de la clínica *Cleveland*, en espera de la consulta. Yo estaba sentado en la mesa de examen y Janice en una silla. Un desfile de personal médico precedió al doctor Bergfeld.

Ni Janice ni yo estábamos muy preocupados. Para nosotros esto era sólo un examen de rutina de un problema menor.

Nos impresionaron los preparativos para el doctor Bergfeld. Nunca habíamos oído de él, pero se veía que era alguien especial. Parecía que una comitiva le preparaba el camino a un rey. Lo veríamos sólo después que nos examinaran otras personas menos importantes.

Un médico me hizo muchas preguntas, tomó mi historia clínica, inquirió acerca de otras lastimaduras, cuánto tiempo había jugado béisbol, y así sucesivamente. Cuando él salió entró otro grupo. Tuve que quitarme la camisa. Me miraron el brazo, lo palparon y lo hicieron rotar.

Ya dudábamos de si veíamos al doctor Bergfeld o no. Janice y yo hablábamos en voz baja cuando oímos al grupo de médicos que se movía afuera de la puerta. Parecía que el doctor Bergfeld había llegado. La radiografía del IRM había sido enviada de California, y oímos cuando la colocaban sobre las luces. Con tono bajo los médicos debatían sobre lo que veían. Entonces oímos las palabras claras de una voz profunda que sobresalía:

—Miren ese tumor.

Hasta ese momento, tal posibilidad no había pasado por mi mente, ni la de Janice. Pensaba que estábamos allí para el examen de un tejido cicatrizado. Sólo queríamos ver que todo estaba bien, por precaución.

Cuando oímos la palabra "tumor", fue como si todo el piso se hubiera hundido y quedáramos de pie en un pedacito de terreno seguro a centenares de metros sobre un abismo profundo. La vida que había parecido tan segura y predecible sólo momentos antes, aparecía entonces al borde de la calamidad.

Miré a Janice. Ella me miró. Podía ver en sus ojos que estaba sorprendida y asustada pero, como es una persona fuerte, reaccionó de la manera debida.

—Creo que es mejor que oremos — dijo.

—Sí, será mejor que oremos ahora mismo — respondí.

Me bajé de la mesa de examen y me senté en una silla junto a ella. Nos tomamos de la mano. No fue una oración larga.

—Amado Dios, no sabemos lo que está pasando, ni lo que significa esto. Ayúdanos a soportarlo, sea lo que sea. Ayúdanos a enfrentarnos a lo que venga.

No oramos mucho porque ya entraba el doctor Bergfeld.

6

Preparación para lo peor, en espera de lo mejor

El doctor John Bergfeld entró al cuarto de examen, seguido de su comitiva. Cuando todos hubieron entrado, ya éramos un buen grupo.

Me sentí cómodo en seguida con el doctor Bergfeld. Es la persona que uno quisiera encontrar a los pocos momentos de oír la palabra "tumor". Es un hombre alto y seguro de sí, y tiene un modo de ser alegre. Se las arregla para hacerle sentir a uno que todo está en manos competentes y va a salir bien.

Necesitábamos toda la confianza posible. Yo estaba anonadado. No podía aceptar lo que me pasaba. Janice estaba aterrada. Ella quería detalles.

El doctor Bergfeld tomó el brazo, lo movió y examinó. Hizo unas pocas preguntas. Me dijo en seguida:

—Dave, esto puede ser un tumor. Necesitamos hacer una biopsia. Lo voy a mandar a que vea a un oncólogo.

Cuando él dijo "oncólogo", casi se me para el corazón. Sabía que un oncólogo es un especialista en cáncer.

No obstante, él siguió hablando con calma, como si estuviéramos hablando del tiempo atmosférico:

—David, no creo que este sea un tumor maligno. Lo has tenido más de un año y el crecimiento es mucho más lento de lo que esperaríamos normalmente en caso de malignidad, pero necesitamos estar seguros de eso. Por eso quiero enviarte a ver al doctor Muschler.

Por orden del doctor Bergfeld, uno de los médicos de su grupo me llevó al ascensor y bajamos al cuarto de rayos X, adelantándonos a todos los que esperaban. Me hicieron contener la respiración en varios ángulos, y tomaron las radiografías. Después, el doctor Bergfeld nos escoltó a Janice y a mí al quinto piso a conocer al doctor Muschler.

Nos dimos la mano en el pasillo afuera de los cuartos de examen. Pensé: *¡Hombre! A este tipo lo acaban de desempacar.* Tenía gafas con moldura metálica, y parecía bastante joven como para estar en su primera clase de biología de la universidad. ¿Era ese el médico?

Su examen de mi brazo parecía como el trigésimo de aquel día. El doctor Muschler exploró la carne debajo de la piel, moviéndome el brazo a varias posiciones, y tocando esa protuberancia del tamaño de una bola de golf. Por fin, me miró y dijo:

—Recomiendo que se haga una biopsia de esto. No creo que se trate de un tumor maligno, pero no podemos estar seguros.— Tenía la misma opinión del doctor Bergfeld.

Yo quería interrumpirle y decir: *¿Qué quiere decir con eso de que no pueden estar seguros? ¡Se trata de mi vida!*

Sin embargo, él tenía una manera de hablar muy tranquilizadora:

—Podría tratarse de un tejido cicatrizado. Creo que tal vez se trata de un tumor fibroso.

Lo dijo, pero no pensaba que fuera verdad.

Janice reaccionó de manera responsable, como de costumbre. Mientras yo estaba ensimismado, ella hacía preguntas. Le asombraba que el doctor Muschler hablara de un tumor con tanta clama, como si fuera un evento común. Por supuesto, lo era en su mundo de la medicina.

Le pregunté cuándo quería hacer la biopsia y respondió:

—Tan pronto como sea posible.

J anice y yo debiéramos haber tenido mucho de qué hablar al ir de regreso a casa, pero me era difícil saber qué decir. Ni sabía lo que sentía. Toda la charla común parecía demasiado fuera de lugar.

Janice estaba abismada también. Muy rara vez le faltan las palabras, pero entonces no tenía nada qué decir. Cada vez que comenzaba a hablar se detenía. ¿Qué podría decir?

Así que íbamos por la carretera, cada uno absorbido por

el mundo de sus pensamientos.

En cierto sentido no había sucedido mucho. Unos médicos me habían examinado y ordenado unas pruebas más. Seguía pensando en aquellas palabras: *No podemos estar seguros.* No sabíamos nada más que cuando habíamos entrado a la clínica como una hora antes, pero nuestro mundo había sido puesto al revés. Y también nos habían trastornado la mente.

Cuando llegamos a la casa de mis padres no sabíamos qué decirles. Era evidente que les preocupaba la noticia, pero no hicieron demasiadas preguntas. Siempre tienen una opinión optimista de las cosas. Para ellos era más fácil no saber demasiado, creo. Por supuesto, todos esperábamos que no fuera nada grave. No les dijimos nada a Tiffany y Jonatán.

Me hicieron la biopsia dos días después. Pedí permiso para estar despierto durante la operación, porque esperaba ver lo que harían, pero corrieron una sábana frente a mí, de modo que bien pudiera haber estado dormido. La operación misma fue una sensación muy extraña. Tenía el brazo completamente entumecido por la anestesia, pero sentía que me halaban con fuerza para sacar un pedazo del tumor por la incisión. No se tardó mucho, tal vez media hora.

Después de la recuperación, el doctor Muschler entró para hablar con Janice y conmigo. Me habían dado un calmante, y me sentía muy lerdo. No importaba, pues contaba con Janice para que respondiera las preguntas.

El doctor Muschler parecía optimista al describir la posición del tumor. Crecía en la base del músculo deltoides, cerca de donde se une al hueso húmero. Hizo un dibujo para mostrarnos. El deltoides es el músculo grande, en forma de escudo, que envuelve por encima al hombro. Comienza ancho encima y se estrecha hasta el punto donde se adhiere al medio del húmero, que es el hueso grande entre el hombro y el codo. El doctor Muschler dijo que el tumor se había extendido y ramificado hacia arriba del músculo a partir del punto de adhesión. Dijo que no podía estar seguro sin los resultados de laboratorio, pero el tumor se parecía a lo que él había pensado, o sea, un tumor fibroso. Tenía cierta seguridad de que no era una malignidad mortal.

—Pero no puedo estar ciento por ciento seguro — dijo.

Eso no me tranquilizó tanto como era su intención. En la mente persistía la frase que oía una y otra vez: "No podemos estar seguros." Yo tenía un tumor en el cuerpo, algo que no era parte de mí, un organismo que podría ser la muerte creciendo por dentro. El médico no pensaba que el tumor me mataría, pero también admitía que no podía estar seguro. En asuntos de vida o muerte, uno por ciento de duda es una cantidad muy grande.

Janice se fue a casa reanimada. Para ella, bastaba que el médico pensara que el riesgo parecía muy bajo. Para mí, la misma información producía un conjunto de reacciones muy diferente. Uno no puede ser imparcial acerca de su propia vida, por lo menos, yo no puedo.

En comparación, sé que el paracaidismo es un deporte muy seguro, si se practica con las precauciones debidas. Si encuentro a un paracaidista que se dispone a volar para saltar, lo trato como algo común y corriente. La posibilidad de su muerte no me parece tan grande.

Sin embargo, mis sentimientos cambiarán muchísimo si, mientras voy volando en un avión pequeño, el piloto comienza a sudar de repente, dice que tenemos una emergencia y que me ponga el paracaídas. Entonces la seguridad del paracaidismo parecerá muy lejana. Cuando el doctor Muschler dijo que no podía estar ciento por ciento seguro, me sentí como a la puerta del avión, a punto de que me empujaran.

Con una parte de la mente yo era realista. Los médicos tratarían el tumor que desaparecería, y yo seguiría con mi vida. Otra parte de la mente, no obstante, no podía dejar de pensar que podría morir y dejar atrás a mi esposa y mis hijos.

Al salir del hospital, uno de los médicos auxiliares del doctor Muschler me llamó aparte y me dio su tarjeta.

—Yo jugaba al fútbol norteamericano profesional para

los Bengalas de Cincinnati — dijo —. Cuando lo dejé, me fue muy difícil. Si usted tiene necesidad de hablar con alguien durante los próximos meses, deme una llamada y podemos cenar juntos. Tal vez pueda ayudarle a pasar por esta transición.

Después de salir, Janice me miró y dijo sorprendida:

—David, ¿por qué dijo él eso?

Yo no sabía. Pensaba que el tumor podría acabar con mi vida, si fuera maligno. No había considerado la posibilidad de que aun si fuera así, pudiera terminar con mi carrera. Después de todo, todavía era una protuberancia pequeña que no causaba dolor.

Los días que siguieron a la biopsia fueron callados y llenos de concentración intensa para mí. La temporada de béisbol había terminado y los partidos decisivos estaban para comenzar, pero yo vivía en un mundo muy apartado de eso.

No tenía mucho qué decir. Janice no adivinaba lo que yo sentía, y no sabía como explicárselo. Estaba callado. Me sentaba a observar a mi esposa y mis niños. No me saciaba de estar junto a ellos.

Fue un tiempo de ansiedad, sólo esperando oír la noticia. Cuando timbraba el teléfono siempre me preguntaba si serían los resultados.

Era una buena clase de ansiedad, si hay tal cosa. Sólo el mirar a Janice me recordaba cuánto la amaba, y todo lo que ella había hecho por mí. Me quedaba mirándola y a los niños, pensando que eran la vista más hermosa de todo el universo. Algunas noches, cuando Tiffany y Jonatán estaban dormidos, iba a su cuarto a escuchar su respiración lenta. Pensaba en que no les había dedicado tiempo. En muchas ocasiones, cuando me habían pedido que jugáramos a la pelota, les había dicho: "Estoy ocupado ahora; denme diez minutos," y entonces sonaba el teléfono y no lograba jugar con ellos. Durante aquellos días de espera, sí jugamos a la pelota, o a cualquiera otra cosa que quisieran jugar.

También pensaba en mi destino eterno. Sentía una seguridad profunda de que si moría, sabía lo que vendría después. Eso era muy importante para mí.

Por lo general, no pienso mucho en el cielo o el infierno. Estoy muy ocupado en las necesidades cotidianas de la vida, pero en aquellos días descubrí que mi perspectiva había cambiado. Algunas cosas que importaban mucho en la rutina del diario vivir, importaban mucho menos. Otras cosas que rara vez consideraba importaban mucho más.

La madre de Janice había muerto años antes, durante mi primer verano en las grandes ligas. Su muerte había hecho un impacto semejante al cambiar mi perspectiva.

A ella no le gustaba viajar en avión, por eso no había ido a la costa occidental a verme lanzar. Tuvo la primera oportunidad de aplaudirme en las grandes ligas cuando jugamos un partido doble en Cincinnati. Una multitud de familiares y amigos de Youngstown habían ido. La madre de Janice estaba entre ellos.

En esa ocasión yo estaba en el *bull pen* de práctica y descanso, y no estaba seguro que entraría a un juego; pero en el séptimo episodio del primer juego me llamaron a calentamiento. Desde el corral, mientras me alistaba, observé una conmoción en las graderías. Se la señalé a Terry Kennedy, mi receptor, y le dije:

—Hombre, espero que esa persona allá arriba esté bien.

Después mi papá me dijo lo que había sucedido. La madre de Janice, al observar que yo estaba en calentamiento, le había preguntado a mi papá si era posible que me llamaran. Un momento después cayó de espaldas en su asiento. Había muerto inmediatamente de un ataque al corazón.

Nadie me lo dijo. Entré al juego y lancé, descansamos entre los juegos, y luego jugamos el segundo partido. Nadie me lo dijo entonces, aunque personas del cobertizo sabían. Me tuvieron haciendo prácticas de calentamiento en el corral, aunque no entré. Después del juego el entrenador de lanzamaiento me llamó a su oficina privada en el club y me dio en voz baja la mala noticia: La madre de Janice había sido la persona que había caído en las graderías.

Sólo pensaba en llamar a Janice, quien se había quedado en San Diego con nuestra bebé Tiffany. Janice y su madre eran muy íntimas. Yo sabía que la noticia la acongojaría muchísimo.

No pensé hasta más tarde en lo extraño que era que nadie me lo hubiera dicho. Parecía que el juego tenía que seguir, a pesar de la muerte de mi suegra, pero me parecía que el juego no era muy importante en tales circunstancias. Ningún juego tiene mucha importancia ante la muerte. Nada importa, excepto el amor.

En el amor, no en el béisbol, pensaba durante aquellos días de ansiedad después de la biopsia. A veces por las mañanas, después que Janice y los niños se habían levantado, me quedaba acostado y pensaba en cuánto la amaba. Pensaba en lo mucho que amaba también a Tiffany y Jonatán.

Un pensamiento que nunca me pasó por la mente fue: *¿Por qué yo?* No me tenía lástima. Ni me preguntaba si Dios me había tratado con injusticia. Ni pensaba que Dios fuera duro ni vengativo.

Sé que tales ideas les vienen a las personas que sufren de cáncer, porque muchas personas me han preguntado al respecto. Algunos han estado convencidos de que yo debo pensar así. Para muchos parece que la batalla contra el cáncer lo es también con la amargura.

No me doy crédito, pero yo no pensaba así. Janice tampoco. No era en nuestro modo de pensar. Dios nos había hecho pasar por experiencias y nos enseñó lecciones que nos prepararon para enfrentar lo peor. Para explicárselo al lector, tengo que llevarlo a mis días en las ligas menores en lugares como Amarillo, Tejas, y Colombia, América del Sur, y contarle como fueron las cosas en el camino al éxito.

7

En Barranquilla y Amarillo

Sé que muchas personas pierden interés cuando un atleta comienza a hablar de Dios. Creen que eso rebaja el tema muy personal de la fe.

Hasta cierto punto comparto tal reacción. Ciertos atletas se valen de Dios como si fuera un amuleto. Piensan que si pueden mantenerse junto a Dios, van a ir cuatro por cuatro, o van a batear un cuadrangular en la segunda mitad del noveno episodio y ganar el juego. Por eso van a los cultos de la capilla antes de un partido de pelota el domingo. Piensan: *Si estoy allí y Dios me ve, tal vez favorezca mi juego hoy.*

Esa es una religión falsa. En realidad demuestra mucha falta de respeto a Dios. El verdadero Dios del universo es mucho mayor que el deseo de un jugador de aumentar su promedio de bateo. Si Dios fuera sólo eso para alguien, entonces sería sólo una superstición.

Quizás tenga un sentimiento tan fuerte acerca de eso porque se parece mucho a la imagen de Dios que yo tenía en otro tiempo.

Crecí en un hogar católico devoto, y siempre traté de poner en práctica mi fe. Para mí eso era ir a la iglesia una vez a la semana. La mañana del domingo era el tiempo dedicado a respetar a Dios.

Durante la temporada de béisbol, ir a la iglesia el domingo no era fácil. Cuando estuve en las ligas menores iba a la capilla del béisbol que es una reunión voluntaria y breve que se realiza en el estadio el domingo, antes del juego. Iba con tanta regularidad que en Búfalo, Nueva York, llegué a ser el líder de la capilla.

Yo jugaba para los Bisones de Búfalo, el equipo de doble A para los Piratas de Pittsburgh. La doble A es el punto medio de las ligas menores. La triple A está por encima y es el último peldaño de la escala hacia las grandes ligas. La pelota de nivel A está por debajo y es la primera llamada para los muchachos que acaban de graduarse. La vida en doble A no es muy atractiva. Muy pocos jugadores llegan a las grandes ligas. Los asistentes a los juegos son pocos. Los estadios son, por lo general, viejos y arruinados. En Búfalo, por ejemplo, el estadio estaba plagado de ratas, que se alimentaban de maní y crispetas (cacahuates y palomitas de maíz) debajo de las graderías.

Solíamos tener predicadores invitados para la capilla, y así aprendí mucho de Dios. Muchos daban testimonios sobre la relación personal con Dios, pero esa clase de predicación no me llegaba en realidad.

Pensaba que no necesitaba a Dios. Siempre dependía de mi pericia y mis impulsos, y así había tenido bastante éxito. Me consideraba una persona decente. Dios recibía lo que le correspondía el domingo por la mañana. El resto de mi vida me pertenecía.

En el otoño de 1979, después de mi primer año en Búfalo, los Piratas, a los cuales pertenecía, me pidieron que jugara durante el invierno en Colombia, América del Sur. Me "pidieron" pero creo que no tenía otra alternativa. Yo no era alguien especial a quien hubieran contratado por mucho dinero por su enorme futuro. En efecto, me habían dicho repetidas veces que nunca llegaría a las grandes ligas.

Siempre había sido así. Al salir de la escuela secundaria no recibí una beca para jugar béisbol en una universidad famosa, entonces asistí a la Universidad Estatal de Youngstown, la de mi ciudad natal. Los observadores de los jugadores de las grandes ligas no van a lugares como Youngstown. Tuve mi gran oportunidad al fin de mi tercer año de universidad, cuando unos treinta observadores vinieron a un juego decisivo después de la temporada en el cual yo lanzaba en la Universidad de Illinois del Sur. En ese entonces mi marca era de 7-1, con un promedio de carreras ganadas de 0.88, a la cabeza de todos los lanzadores de la División II de la universidad. Infortunadamente, me bombearon aquel día, de veras. Perdimos 26 a 1. Nadie me ofreció un contrato. Ni siquiera me hablaron.

Al año siguiente, mi marca no era tan buena. Me invitaron a un par de pruebas, y un observador de los Piratas de Pittsburgh mostró cierto interés. Dijo que no sabía si me seleccionarían, pero vería lo que podría hacer. Los Piratas me reclutaron en la vigésimaprimera vuelta. No me ofrecieron dinero sino sólo una oportunidad de jugar. Era claro que no estaba al principio de la lista de los Piratas como posible jugador de las grandes ligas.

Así que cuando la organización sugirió que fuera a Colombia, no podía negarme. En realidad, Janice y yo estábamos contentos de ir. Eramos un par de jóvenes, casados durante un año, que casi no habíamos salido del medio oeste. Nos enviaban a Barranquilla, ciudad costeña que mira al norte en el Caribe. Teníamos visiones de playas tropicales y exóticas noches latinas. Eso parecía mucho mejor que un invierno en Youngstown, Ohio.

La mayoría de los jugadores de Estados Unidos que estaban en Barranquilla estaban enfermos. A nuestro equipo le permitieron siete beisbolistas estadounidenses. Nos manteníamos juntos para darnos ánimo. Estuvimos allá dos meses. Me enfermé con una fiebre de casi cuarenta grados centígrados. Estuve delirando varios días. Janice me ponía compresas frías bajo los brazos y en las piernas mientras deliraba. Se echaba sobre mí para contenerme, y oraba pidiendo la ayuda divina.

Orábamos y hablábamos de Dios mucho más que nunca antes, pero El era para nosotros como un Dios lejano, etéreo y desconocido. Necesitábamos auxilio y El era la última fuente posible que nos quedaba.

Perdí quince libras en·cinco días a causa de la fiebre, y cuando traté de volver a lanzar, estaba tan débil que no tenía control de la pelota. El equipo me dejó en libertad. Nadie podría haberme convencido de que alguna vez estaría feliz de salir de un equipo, pero cuando recibí la noticia, pensé que era el hombre más afortunado de Colombia.

Fue precisamente poco antes de la Navidad. Estaríamos en casa para los feriados. Parecía demasiado bueno para que fuera verdad.

Entonces llegamos al aeropuerto con todo el equipaje y descubrimos que el dueño del equipo no nos había obtenido las visas correspondientes y no nos dejaban salir del país. Los funcionarios uniformados insinuaron que debido a los días feriados se necesitarían dos semanas para poner en orden los papeles.

Janice se puso a llorar. Estaba asustada.

Llevamos el equipaje otra vez al apartamento, con sentimientos de desamparo y temor. Teníamos muchos deseos de volver a casa, a estar en terreno familiar otra vez.

Al día siguiente, el dueño del equipo nos pasó por la aduana con dinero listo para pagarle a cualquiera que nos reconociera. Le había hecho algo a nuestras visas, y tendríamos que mentir acerca de lo que habíamos estado haciendo en Colombia. Por suerte, pasamos.

Los Piratas me enviaron a jugar otro año de pelota de doble A en Búfalo, y fue un buen año con trece victorias y siete derrotas. Esperaba avanzar a la pelota de triple A.

La clave de las ligas menores es mantenerse ascendiendo. Si uno se queda en un nivel demasiado tiempo, le dan de alta. Demasiados jugadores tratan de ascender, y quieren la posición de uno.

Otra vez los Piratas "sugirieron" que jugara béisbol en Colombia, durante el invierno. Dijeron que no tendría que ir, pero que si tenía aspiraciones de llegar a las grandes ligas me lo recomendaban mucho. No me quedaba otra opción. Se trataba de ir o de olvidarme de mi futuro en el béisbol.

Decidimos que Janice se quedaría en casa y me esperaría. Ella consiguió un buen empleo con una firma de contadores en Sarasota, Florida. Necesitábamos el dinero, pues yo ganaba muy poco al mes jugando al béisbol. Volví a Barranquilla, al mismo apartamento, sin ella.

Todo fue peor, pues la extrañaba muchísimo. Había noches cuando me postraba para rogarle a Dios que me ayudara, porque me sentía asustado y solo.

Janice y yo nos conocimos en la escuela secundaria, cuando ambos salíamos con otras personas. Cuando fuimos con otra pareja de novios al cine al aire libre, Janice no quiso entrar a hurtadillas. Entonces entré con ella, pues yo tenía el coche. Los otros entrarían por un orificio de la cerca.

Mientras estábamos solos, me quedé mirándola y le dije:
—Algún día, mi amor, tú y yo vamos a estar juntos de veras.

Se tardó un tiempo la realización de mi predicción. Ella me atraía porque era la muchacha más bonita que había visto. La quería para mí, pero por mucho tiempo ella no quería salir conmigo. Pensé que la ganaría con la insistencia. Yo tenía razón. Nos casamos al terminar los estudios universitarios, tan pronto como pude ganarnos la vida con lo que el béisbol me ofrecía.

Para la segunda temporada en Colombia habíamos estado casados por dos años, y no sabía vivir sin ella. Dependía de ella para la amistad, y para la sabiduría también, porque tiene una manera de pensar cuidadosa y profunda, que equilibra mi carácter a veces impetuoso. Me gusta muchísimo y quiero estar siempre con ella. Siempre.

Con ella tan lejos, el único solaz que tenía era con un grupito de jugadores cristianos que se reunían por compañerismo. Me sentaba con ellos, no por una gran convicción de que pertenecía al grupo, sino sólo porque necesitaba estar con alguien. Otra vez me vi expuesto a muchas conversaciones acerca de Dios. No lo aceptaba todo, pero tampoco lo rechazaba. Creo que lo consideraba como un debate universitario, donde se intercambian opiniones.

Lancé muy mal, me sacaron otra vez y salí de Colombia para unirme a Janice en Sarasota. Allí era donde los Piratas tenían el entrenamiento de primavera.

Volví de Colombia como una persona sutilmente diferente. Ya no estaba tan seguro de mi capacidad para hacer que la vida funcionara a mi favor. Descubrí que algunas cosas estaban fuera de mi control. Le había pedido auxilio a Dios, en un sentido que sugería, aunque no lo podía describir, que quizás El merecía más que el respeto de una hora a la semana. Mi imagen de Él estaba lista para el cambio.

Yo sentía que había llegado a la etapa de vencer o morir en mi carrera de beisbolista. Tenía que dar el salto a la triple A.

Desafortunadamente, cuando llegamos a nuestros últimos juegos de primavera, teníamos diecinueve lanzadores en nuestra lista de triple A. Iban a dejar nueve, y siete de mis competidores habían lanzado en las grandes ligas.

Siempre he usado la adversidad a mi favor. Por ejemplo, me habían informado por medios secretos que Murray Cook, el director del club subsidiario de los Piratas, había dicho que yo nunca tendría éxito como iniciador en las grandes ligas. El saberlo no me desanimó, sino lo contrario. Lo usé para motivarme. Me esforzaba para probar que él estaba equivocado. Esperaba mirarlo cara a cara después de que yo hubiera iniciado mi primer juego con los Piratas de Pittsburgh.

No obstante, soy realista. Podía ver que mi probabilidad de clasificar para ese club de triple A era casi nula. Y no pensaba en volver a la doble A por el tercer año consecutivo.

Los Piratas probablemente no pensaban en eso tampoco. Se trataba de que jugara en la triple A, me cambiaran o me despidieran. Pensé que había mucha probabilidad de que me dieran de alta. Sería el fin de mi carrera beisbolista, en lo cual no quería ni pensar.

Aquella primavera me senté en un debate con un grupo de compañeros que hablaban de cuál club de béisbol sería el mejor para jugar. El consenso fue que el de los Padres de San Diego sería ideal, porque tenían una gran organización, el futuro del equipo se veía brillante, y San Diego era una ciudad maravillosa. El equipo de triple A de los Padres de San Diego estaba en Hawai. Aunque uno no llegara a las grandes ligas, tendría la oportunidad de jugar en Hawai.

Unos pocos días después de ese debate, mientras el entrenamiento de primavera estaba a punto de concluir, Murray Cook me llamó en el club. En esa época del año, cuando el director del club subsidiario lo llama a uno el corazón se acelera. Todos los jugadores se metían a los camerinos, riendo y haciendo como que se escondían de Cook. Comenzaron a gritar:

—¡Estás afuera, Dravecky! ¡Te fuiste!

Murray me miró y me dijo:

—Te hemos intercambiado, Dave.

Dada la situación, esa no era una mala noticia. Inmediatamente pensé: *Y nosotros estábamos hablando de San Diego el otro día. Espero que diga San Diego.*

Y dijo San Diego. En seguida, pensé: *¡Diga Hawai, por favor diga Hawai!*

El dijo más bien:

—Te hemos canjeado a San Diego, y vas a Amarillo.

¿Dónde estaba Amarillo? Sabía con seguridad que no era en Hawai. Cuando hablé con los compañeros, dijeron que Amarillo, Tejas, era el peor lugar posible para jugar: caliente, hace viento, es plano y aburridor. Alguien dijo que si tuviera que escoger entre jugar en Amarillo o en el infierno, escogería el infierno. Amarillo era un equipo de doble A, también; sería mi tercer año en ese nivel.

No obstante, pensé: *Pues por lo menos estoy en un nuevo club y tengo otra oportunidad de competir.* Me fui a Amarillo, dejando a Janice atrás para completar la temporada de impuestos. Ella necesitaba ganar dinero para nuestro sustento durante el año siguiente.

En Amarillo me registré en el *Holiday Inn*, donde se alojaban los beisbolistas hasta encontrar otro lugar de habitación. El cuarto era lo mismo que todos: dos camas y una alfombra lanuda. Mi compañero de cuarto ya había llegado pero no estaba allí. Salí y conocí a otros jugadores, luego volví al cuarto y encontré a mi compañero esperando.

Se llamaba Byron Ballard. Tenía cabello rojo brillante y pecas; era alto y tenía pies grandes. Me cayó bien el hombre en seguida. A todos les caía bien. Parecía muy contento con la vida. Tenía un sentido del humor maravilloso.

Vi ciertos folletos sobre su cama, eran de literatura cristiana relacionada con la capilla de béisbol. Le hice un comentario y me preguntó si estaba familiarizado con la capilla de béisbol.

—Seguro que sí — le dije —. Yo fui el líder de la capilla en Búfalo.

Vi que a Byron se le iluminaron los ojos. En seguida supuso que yo era un cristiano nacido de nuevo, y se refirió a eso. Me di cuenta que tenía que hacer una aclaración.

—Lo siento, pero no entiendo esa terminología — le dije.

Supongo que la mayoría de las personas tomarían eso como un rechazo, pero Byron no. Me siguió hablando. Además, sacó la Biblia y me mostró dónde Jesús hablaba del nuevo nacimiento. (Es en Juan 3:3.) Estaba impresionado. El hombre sabía algo.

Seguimos hablando durante las semanas siguientes. Byron no era la persona que quisiera imponerme nada. Al contrario, yo le hacía preguntas. Por la experiencia que tuve en Colombia, estaba dispuesto a cambiar de vida.

Ya sabía que Dios existe, me consideraba cristiano y creía que la Biblia es la Palabra de Dios. Todo lo recibí de mi crianza, pero nunca había leído la Biblia. Cuando estábamos recién casados, Janice sugirió que la leyéramos juntos. Algo de su educación cristiana le daba la idea de que sería bueno que los casados leyeran la Biblia, pero yo le había dicho: "Nunca puedo leer eso, Janice. No tiene sentido. Es para que los sacerdotes la lean, no yo. Si quieres leerla, es asunto tuyo, pero no me pidas que lea contigo."

Byron no me daba sus respuestas a mis preguntas. Me mostraba las respuestas en la Biblia. Para mí eso era muy importante, porque no dudaba de que la Biblia es veraz. Pronto supe, al leer con Byron, que la Biblia contiene mucha información que se puede entender muy bien. Me dio una perspectiva de Dios que le dio un vuelco a mis ideas religiosas. Dios no estaba distante y etéreo en la Biblia, sino activo y cercano a la gente. Dios había venido a la tierra como Jesús, quien era visible, una persona, interesado en gente como yo, y había muerto, en realidad, por personas como yo.

Yo tenía muchas preguntas. Creía que era una persona buena. Me costaba trabajo entender por qué Byron pensaba que yo era pecador. Yo sabía que no era perfecto, pero, ¿eso me volvía pecador?

Byron me mostró que la Biblia dice que todos los seres humanos son pecadores, porque todos están destituidos de la gloria que Dios quería que tuvieran (eso está en Romanos 3:23). Yo estaba atónito. No podía entender por qué nadie me había hablado de eso antes.

La pregunta siguiente fue: ¿Cómo puedo librarme del pecado? Byron me mostró otra vez los versículos de la Biblia que describen la necesidad de apartarse del pecado en arrepentimiento, confesar que uno es pecador, y pedir a Dios que lo perdone gracias a muerte de Jesús en la cruz. Uno de esos versículos bíblicos se ha convertido en un lema para mí: Romanos 10:9. Dice así: "Que si confesares con tu boca que Jesús es el Señor, y creyeres en tu corazón que Dios lo levantó de los muertos, serás salvo."

No me convertí de un día para otro. Observaba constantemente a Byron. Y eso me atrajo. No fue lo que él decía lo que me convenció tanto como su vida. En todas las situaciones era el mismo: lleno de gozo, rebosante de amor por el Dios de quien hablaba. Yo llamaba a Janice y le informaba de todo lo que estaba aprendiendo. Le conté que había conocido una gran persona que me mostraba toda clase de cosas maravillosas en la Biblia. Ella no podía creer lo que oía. Estaba horrorizada. Pensaba que me estaba metiendo en alguna secta falsa.

—Todo lo que te pido es que no hagas nada hasta que yo llegue — me dijo.

Y así lo hice. Quería tomar una decisión, pero respeto a Janice tanto que estuve dispuesto a esperar. Pasaron dos meses completos antes de su llegada. Mis compañeros de equipo ya estaban aburridos de oírme hablar de ella.

Cuando Janice fue a Amarillo, estaba muy nerviosa por mi causa. Temía que su esposo beisbolista se estuviera convirtiendo en un fanático religioso. No quería oír hablar de Dios, y yo sólo quería hablar de El. Como de costumbre no tenía mucha paciencia con ella. Quería que viera las cosas como yo, y que avanzara al paso rápido con el que me movía yo. No obstante, nos amábamos y, con la ayuda de otras personas, ella se fue entusiasmando conmigo.

Podíamos ver que si Dios era una persona, como Byron y la Biblia decían, tendríamos que cambiar nuestra orientación básica. Si Dios de veras se interesa por todos los detalles de la vida, ya no podríamos suponer que sabíamos lo que más nos convenía, dejando a Dios de último. A los "dioses" genéricos e inciertos se les puede tratar como uno quiera, pero Dios, que es una persona, exige consagración.

Por fin, tomamos una decisión. Nos comprometimos juntos a seguir al Dios que conocimos en la Biblia, y seguir a Jesús a dondequiera que nos guíe. Le dijimos que necesitábamos el perdón para ser considerados como hijos suyos, porque le habíamos faltado de muchas maneras. Decidimos creer lo que la Biblia dice, es decir, que Jesucristo murió en la cruz precisamente a causa del pecado, para quitarlo. Aceptamos su muerte en nuestro lugar, y le prometimos vivir en su amor de ese día en adelante, con su ayuda.

Dios es una persona. Esa lección, aprendida en Amarillo, nos cambió la vida para siempre. Transformó nuestra reacción a la noticia que oímos siete años después en la clínica *Cleveland.*

Eso nos impidió que reaccionáramos al tumor con amargura y enojo. Si todavía hubiera tenido una idea de Dios como un ser distante que hace cumplir las reglas, me hubiera parecido muy injusto que yo sufriera más que muchos otros beisbolistas. Lo que me sucedía no sería justo y un "dios" así o no existiría, o yo tendría buena razón para estar enojado con él.

Ya no tengo una idea de Dios semejante. El no es el contabilista cósmico, para culparlo si las cosas no salen como pensamos. La vida no siempre es justa, por lo menos por poco tiempo, pero la Biblia me enseñó a no confundir la vida con Dios. Cuando uno se enfrenta a problemas no debe preguntar: "¿Por qué yo?" sino preguntar a Dios: "¿Qué quieres que haga en esta situación?"

Dios, que se reveló como Jesús, es amor. Nunca abandona a sus hijos. Janice y yo entramos a ese período difícil, cuando la vida estaba a menudo fuera de nuestro control, con una convicción profunda de que Dios estaba por nosotros. Jesús dio su vida por nosotros. El no nos negaría ninguna otra cosa buena. Esperábamos ver el amor de Dios en lo que viniera, a pesar de los cambios extraños del camino. Esa creencia fundamental nos dio un pozo profundo de esperanza para saciarnos.

8

La llegada a las grandes ligas

De un punto de vista, Amarillo era tan malo como me habían dicho. El calor era abrasador, el viento azotaba sobre una pradera sin árboles, y las plantas rodadoras eran casi lo único que se movía los sábados por la noche. Nuestro estadio estaba situado junto a los corrales del ganado, que atraían las moscas. Cuando el viento soplaba de esa dirección no se podía ni respirar porque el olor era terrible.

No obstante, el año que pasamos en Amarillo fue el más importante y maravilloso de nuestra vida. No estábamos en una ciudad glamorosa. No teníamos dinero. Janice y yo compartíamos el apartamento con un compañero de equipo, un muchacho soltero llamado Mike Barba, sólo para dividirnos el pago del arriendo. Siempre recordaré la amistad que tuvimos con un grupo de jugadores y sus esposas allí. Todos éramos cristianos nuevos, con mucho entusiasmo por aprender juntos. Nuestro grupo asistía a la iglesia cristiana de Paramount Terrace del pastor Roy Wheeler. Pasábamos horas leyendo la Biblia, comentándola e invitando a las personas a hacer preguntas. Conservo el recuerdo de nosotros agrupados en el segundo piso del hotel *Rodeway Inn*, hablando, riendo y buscando versículos en los Nuevos Testamentos de bolsillo. Casi todos esos amigos ya han salido del béisbol. No cambiaría las horas que pasamos juntos por el tiempo pasado en ningún camerino de la faz de la tierra.

Al año siguiente, 1982, por fin di el gran salto al béisbol de triple A. Había tenido un año excelente en Amarillo. Mi marca era 15-5, con un promedio de carreras limpias permitidas de 2,67. Durante todo el año, los Padres de San Diego seguían observando a algunos de los jugadores con bonificación del equipo, y estaban desilusionados porque yo los superaba. Al fin me nombraron Jugador del Año de las ligas menores, y me enviaron a Hawai.

Fue un gran salto. En doble A, uno tiene camerinos deslustrados y viajes largos en bus a lugares desagradables. Los equipos de triple A por lo general vuelan, y juegan en ciudades grandes. Lo más importante de todo es que en doble A uno se siente a años luz de distancia de las grandes ligas. Uno espera llegar algún día, pero no parece tan cerca. En triple A muchos jugadores han estado en las grandes, por lo menos por poco tiempo.

A uno sólo lo separa una llamada telefónica de la invitación a jugar en las grandes ligas. Uno siente que está a punto de realizar todos sus sueños.

Lo triste es que algunos de nuestros mejores amigos no dieron el salto a triple A. Byron, por ejemplo, se había lastimado. Antes de un año, había dejado el béisbol.

Sin embargo, muchos compañeros de equipo de Amarillo avanzaron con nosotros. Entre ellos, Andy y Jackie Hawkins, Tony y Alicia Gwynn, Mark y Debbie Thurmond, que llegarían a las grandes ligas. Otros como Danny y Mary Gausepohl, Jerry y Sheila DeSimone, Ron y Katie Meredith, Steve y Angie Smith, nunca tuvieron la oportunidad de ascender y permanecer, pero en aquella época todos compartíamos, llenos de esperanza y nos divertíamos de lo lindo.

Tony Gwynn, a propósito, comenzó en Amarillo con la peor técnica de lanzamiento que yo haya visto. Las bolas que arrojaba desde el jardín eran como globos flojos. Nunca he visto a nadie esforzarse tanto por mejorar como a él. Por supuesto, Tony tenía una capacidad natural muy grande o, de lo contrario, nunca hubiera llegado a ser el gran beisbolista, y excelente jardinero, que es hoy en día. No hubiera logrado su fama sin un esfuerzo increíble.

Janice llevaba siete meses de embarazo cuando nos trasladamos a Hawai. Yo estaba en Fénix, en un viaje de dos semanas en junio, cuando ella llamó. En la voz se le notaba que estaba presa del pánico. Era la medianoche. Se le había roto la bolsa de agua. Nuestro bebé estaba en camino, y yo a miles de kilómetros de distancia.

—El médico dice que ya es hora, David — me dijo —. Tengo que irme al hospital. ¿Puedes venir, por favor? ¡Quiero que estés conmigo!

Se esperaba que el bebé llegara unos pocos días después, apenas a tiempo para un período de veinte días en casa. Janice y yo habíamos estado muy complacidos con el tiempo. Nos felicitábamos por una planeación perfecta. Nadie le había consultado al bebé.

¿Qué se le puede decir a la esposa que está dando a luz cuando uno está a miles de kilómetros de distancia, con un gran océano por medio? Le dije a Janice que llegaría tan pronto como fuera posible. La animé con todas las palabras de entusiasmo en que podía pensar y colgué el teléfono mientras la cabeza me daba vueltas. Estaba emocionado. No podía creerlo, era nuestro primer hijo.

Sabía que a Janice la cuidarían bien. muchos de nuestros mejores amigos eran vecinos en el rascacielos de apartamentos de Waikiki donde vivíamos. La mitad de las esposas estaban esperando su primer hijo. Todos manejábamos coches tan viejos que se podían oir de lejos. (El nuestro era un Dodge de color verde que había costado $750 dólares. Lo compartíamos con Danny y Mary Gausepohl y era el coche más bonito que cualquiera de nosotros tenía, pero no tanto, de verdad.)

Las esposas de los otros jugadores estaban disponibles para ayudarle a Janice, aunque yo no estuviera, pero yo quería estar allí. Quería llegar tan rápido como pudiera.

Llamé al entrenador del equipo, que también ejercía las funciones de secretario de viajes. Lo desperté y logré conseguir el primer vuelo de la mañana. Entonces me volví a meter a la cama y me quedé dormido. Me gusta dormir. Iba a ser un día muy largo.

Llegué a Hawai a las 11:30 del domingo por la mañana, el seis de junio. A las 11:39, Janice dio a luz a Tiffany, que esperábamos con certeza que fuera Josué. Yo apenas iba camino al hospital. Dos de las esposas fueron a encontrarme al aeropuerto en una camioneta Buick vieja, y corrimos al hospital.

Entré al hospital unos veinte minutos tarde, y pasé en seguida a ver a Janice. Cuando la vi mis primeras palabras fueron:

—Hola, ¿dónde está el bebé?

No debí haber dicho eso. A Janice la habían llevado de urgencia al hospital cuando se estaba poniendo los encrespadores en el cabello, porque quería estar bonita para mí. Después de pujar media noche, tenía mal semblante.

Muy pronto, mientras teníamos en los brazos a Tiffany, olvidamos el mal saludo. Pasé la mayor parte de aquel día y el siguiente en el hospital. Janice y yo no podíamos creer que teníamos la bebé más hermosa de la historia del mundo. Estábamos felicísimos. La vida iba maravillosamente bien.

Al día siguiente, martes, me levanté y me alisté para volver al hospital. Cuando ya iba a salir, decidí pasar unos minutos arreglando el apartamento y tendiendo la cama. Janice volvería a casa pronto y yo quería que estuviera bonita para ella.

El teléfono timbró. Era Bob Cluck, el director del club subsidiario de los Padres de San Diego. Me preguntó cómo estaba Janice y me felicitó por el nacimiento de Tiffany.

Me sorprendió un poco que él llamara. Pensé: *Esta gente sí se interesa.* Los beisbolistas a veces tienen la impresión de que sus equipos los consideran como artículos de su propiedad. Sin embargo, ahora un miembro importante de la administración de los Padres de San Diego mostraba aprecio por el lado humano del béisbol.

Entonces dijo unas palabras que me tronaron en el cerebro como un motor de turbina:

— Hay otra razón para mi llamada. Han decidido que te van a llamar. Vienes a las grandes ligas.

— Ya basta de chistes, Bob — le dije.

— Dave, vienes a San Diego — respondió.

— Bob, deja de bromear.

— No es broma. ¿Quieres escuchar? Acabamos de canjear

a Danny Boone. El es un zurdo de relevo. Te necesitamos aquí.

Sólo después que él lo repitió tres veces le comprendí. Entonces me corrió una oleada de adrenalina por el cuerpo. Había necesitado tres años para pasar de la doble A a la triple A. Ahora, a las diez semanas de la temporada, me llamaban a las grandes ligas.

Llamé a Janice del apartamento. Quería que fuera la primera en saber la noticia.

— Janice, no lo vas a creer. Acabo de recibir una llamada de Bob Cluck.

— Oh, ¡qué bueno! Fue muy considerado en llamar.

— Janice, escucha. Hay algo más.

— ¿Qué?

— Me llaman a las grandes ligas. Vamos a San Diego.

Entonces ella empezó a llorar. Al principio creía que estaba feliz. Después supe que estaba enojada. Eso me asombró. La había llamado para darle la gran noticia y ella gemía. Y no era de alegría.

— No quiero que vayas a las grandes ligas, — dijo entre sollozos —. Te quiero aquí. ¿Qué voy a hacer con Tiffany?

No habíamos estado juntos en dos semanas. Janice quería que disfrutáramos de la bebé juntos. Ahora el béisbol me llamaba. Ella se iba a despedir, y luego de alguna manera empacaría las cosas, vendería el carro y se trasladaría, todo mientras cuidaba a una bebé de menos de una semana.

De modo objetivo, entendía lo que ella sentía, pero no lo podía sentir como ella. Yo iba a las grandes ligas. Todas las esperanzas de mi vida estaban envueltas en esa buena e increíble noticia.

Teníamos un lanzador de la triple A que, durante el entrenamiento de primavera, lo habían puesto en la lista de los Padres de San Diego. Apenas al fin del entrenamiento, Dick Williams, el gerente de los Padres de San Diego, había querido ponerlo en un juego pero, como el lanzador se sentía agotado, dijo que no quería entrar. Otro lanzador se ofreció de voluntario y lanzó bien. Al fin, ese fue el seleccionado para quedar en el equipo. Al que se había negado lo mandaron a triple A. Uno no rehúsa cuando lo llaman.

Me hubiera gustado tener algún tiempo libre antes de unirme al club de béisbol. Le pregunté a Bob Cluck si era posible recibir unos pocos días, pero cuando dijo que me necesitaban inmediatamente, no me quejé. Le dije que estaría allí.

Llamé a mi papá en su taller de Youngstown:

— Oye, papá, ¿quieres almorzar conmigo?

Siempre listo para las bromas, dijo:

— Claro. Me parece muy bien. ¿Dónde quieres que nos encontremos?

— ¿Qué tal en San Diego?

— ¿Es una broma?

Estaba sorprendido. Me lo imaginaba dando saltos mortales de alegría en su oficina. Dijo que estaría en San Diego pronto.

Janice y Tiffany salieron temprano del hospital para pasar un día juntos. Después de una noche sin dormir, me despedí de ellas con besos.

En el aeropuerto de San Diego tomé un taxi que me llevó directamente al club de los Padres de San Diego, con maletas y todo. No quería ir primero al hotel. No quería demorar ni un minuto mi iniciación en las grandes ligas. Me imaginaba que una banda de trompetas tocaba cuando entré.

Nadie parecía notar mi presencia. El ambiente del club de San Diego era completamente diferente de lo que había conocido en las ligas menores. Había silencio y todo parecía limpio, bueno y nuevo. Los camerinos de las ligas menores por lo general son destartalados y raídos. Nunca hay equipo suficiente. Algunos jugadores ni pueden comprar guantes y zapatos.

Para compensar, los jugadores de las ligas menores suelen hablar en voz alta y con entusiasmo. Se hacen muchas bromas. La palabra adecuada para las grandes ligas es *profesionales*. En el club hay silencio como en un banco. Se le paga mucho dinero a uno para jugar al béisbol. El club refleja esa seriedad.

Me sentía muy intimidado. Me gusta jugar al béisbol como juego de niños; grito y me divierto. No podía portarme así con los nuevos compañeros. Jugaba con hombres. Eran *jugadores de béisbol de las grandes ligas*. No estaba seguro de poder formar parte de su grupo. Por la manera como me saludaron, o no se molestaron en saludarme, vi que no estaban seguros de que yo permanecería allí. Pocos tenían tiempo para un novato.

Doug Rader había sido mi director técnico en Hawai. Era un poquito loco; un director de jugadores que hacía que el juego fuera divertido para todos; gritaba y se emocionaba con el juego. En San Diego, Dick Williams tenía una personalidad muy diferente. No les hablaba a los jugadores. No manifestaba mucho entusiasmo. Tenía reputación de duro, y todo lo que yo veía indicaba que tenía bien merecida tal reputación. Casi no me hablaba. Pensaba que si no lanzaba bien, me enviarían de regreso a Hawai sin ninguna consideración.

Janice voló con Tiffany el sábado, seis días después del nacimiento. Una dama del aeropuerto la reprendió por viajar con una niña tan pequeña. El viaje fue largo e incómodo. Janice caminaba con dificultad y le dolían los puntos. Pasó los primeros diez días en San Diego en un cuarto oscuro de un hotel, que no era el mejor lugar para pasar el tiempo con una nena recién nacida, y sin conocer a nadie. Mis padres habían venido de Youngstown, y yo pasaba el tiempo libre recorriendo la ciudad con mi papá en busca de un apartamento. En la mayoría de los apartamentos no nos aceptaban porque no estábamos seguros de cuánto tiempo nos quedaríamos. El costo del arriendo nos asustaba. No tendríamos dinero hasta que llegara mi primer cheque de las grandes ligas.

Gran parte del tiempo no estaba presente, pues viajaba con el equipo. Y estaba lanzando muy mal.

Es algo aterrador edificar la vida con una meta, y luego tener la sensación de que uno está fracasando. No tenía control en la lomita, ni podía concentrarme. Me sentía como si el receptor me hiciera señales desde el lado oculto de la luna. Tenía suerte de hacerle llegar la bola, cuanto más de dar en el blanco. Janice podía notar que algo andaba mal, pero no quería hablar de eso. Siempre he sido temperamental; cuando las cosas no van bien me callo. No comía ni hablaba. Janice insistía:

— ¿Qué pasa? ¿Qué sientes?

Le dije que estaba bien.

— ¿Estás nervioso?

Le dije que no.

Entonces no lo sabía, pero los Padres de San Diego me habían llamado para un período de prueba de diez días. Si no me desempeñaba bien, me embarcarían de vuelta y llamarían a otro. Podía sentir la presión.

Mi punto más bajo fue en San Francisco, después de tres semanas de mal desempeño. Era el juego del sábado, jugado a la luz solar del estadio *Candlestick Park*. Vi las cámaras de televisión y los locutores y me sentí más asustado que nunca. Iban a transmitir el partido a toda la nación. Probablemente todos mis conocidos mirarían. Estaba aterrorizado y no quería lanzar.

Pero tuve que hacerlo. Me llamaron para que entrara a enfrentarme a un bateador zurdo. Había hombres en bases, y el juego estaba por decidirse. Hice lo peor que un lanzador puede hacer en esa situación. Le di la base por bolas.

No soy así. Soy un lanzador que controla. No doy bases por bolas, pero sentía las palpitaciones del corazón y todo lo que podía oir eran los gritos de la multitud. Alguien gritaba: "¡Lanza *strikes!*" ¿Qué pensaba que estaba tratando de hacer?

No podía concentrarme, ni pensar y casi no podía ver claramente.

Después del partido Norm Sherry, el entrenador de lanzamiento, me dijo amablemente lo que ya sabía:

— Tienes que lanzar *strikes*, Dave, o si no te van a mandar a Hawai.

Al día siguiente, estuve de arriba a abajo en el *bull pen* todo el partido, en precalentamiento. Ya fuera la intención de Dick Williams o no, yo creía que me mantenía alerta para que sudara pensando en lo que tendría que hacer si entraba al partido. Me atormentaba.

Me sentía frustrado y asustado. Mark Thurmond, uno de los compañeros de triple A, me llamó de Hawai. Había visto el partido del sábado por televisión y se había dado cuenta de que yo no estaba lanzando de la manera debida.

— Dave, ¿no recuerdas nada? — me preguntó —. ¿Estás olvidando lo que te llevó allá? ¡Sé un tigre!

Era una expresión que yo había aprendido de un entrenador de lanzamiento en Pittsburgh. Se había convertido casi en un lema para mí: "No picotees a esos jugadores. ¡Persíguelos!"

Era un buen consejo; pero, ¿qué bien me haría? ¿Cómo podía decirle a Mark que yo estaba asustado?

Aquella noche el equipo voló a Los Angeles, donde nos enfrentaríamos a los Dodgers. Janice había ido en coche de San Diego con Tiffany. Cuando el equipo llegó al hotel ella ya se había registrado en mi cuarto. Estaba allí con la niña y todos sus utensilios de bebé: pañales, toallitas, almohadillas, etc.

Me alegré de verla, pero no pude hablarle. Al momento que me vio supo que estaba deprimido.

— ¿Qué pasa? — preguntó.

De veras quería saber y ayudar, pero todo lo que pude decir fue:

— Estoy bien.

Me sentía perdido en mis temores, aislado de la humanidad. Estaba fracasando. Me bajarían de categoría. No tendría éxito en las grandes ligas. Toda aquella noche y el día siguiente actué como un animal enjaulado. Ni comía ni hablaba. Me sentía muy mal.

El lunes por la tarde, cuando me disponía a salir para el juego, Janice insistió:

— ¿Qué pasa? Sé que algo anda mal, David.

Creo que ya estaba cansado de cargar con mi ansiedad solo. Me cansé de guardar silencio. Le conté todo.

Primero le dije lo que Norm Sherry había dicho.

— Necesito lanzar *strikes*, Janice, o si no me van a bajar de categoría. Norm dijo que me habían traído porque sabía poner la bola por encima del plato, pero no lo estoy haciendo así.

— Pues, David, — me dijo con dulzura—, ¿por qué no puedes lanzar *strikes*? ¿Cuál es el problema?

Me quedé mirándola y decidí decirle todo.

— Porque cuando salgo allá estoy despistado, Janice. Cuando estoy en el montículo, no sé adónde arrojo la bola, ni dónde está el plato. Me pongo a pensar que estoy en las grandes ligas y estos son jugadores de las grandes ligas, y no puedo concentrarme. Oigo todo lo que dice el público. Me da la tembladera. Estoy asustado, Janice.

Para Janice fue un momento conmovedor y asombroso. Nunca me había oído admitir que estaba asustado. Nunca le había descubierto mi debilidad. Hablamos de mis sentimientos como nunca antes. Comenzó a llorar. Sabía que no podía llorar por mí mismo, entonces ella lloró en mi lugar.

Estábamos abrazados y hablando. Ella era la que más hablaba. Dijo algunas cosas que le hicieron mella a mi conciencia.

— ¿Qué temes? Todo lo que puedes hacer es tu mayor esfuerzo. Si eso no les basta, ¿qué importa? ¿Qué es lo peor que podría pasar? — preguntó y se rió —. ¿Que nos manden de regreso a Hawai? Eso quisiera. Me gusta más vivir allá. Me divertía mucho. Estaríamos con todos los amigos otra vez. ¡Estaría emocionadísima!

Janice siempre había podido decir, sin temor a contradecirse, que no se había casado conmigo por el béisbol. Si yo no tenía éxito en las grandes ligas, eso no la iba a destruir. Yo sabía que por muchas razones ella estaría feliz de dejar esa vida.

Si yo fracasara, no iba a perder las cosas importantes: ni mi esposa, ni mi hija, ni los amigos.

— ¿Olvidas lo que decías siempre? — preguntó Janice — ¿Recuerdas? Tú y Byron solían decir que debían lanzar como si Jesucristo fuera el único presente.

Eso me llevó de regreso a los días cálidos y maravillosos en Tejas, cuando había sido sólo un jugador esforzado de doble A. Había estado con unos de mis amigos más íntimos, jugando al béisbol, disfrutando del juego y sabiendo que nuestro amante Dios tenía la única opinión de mí que importaba. Aquellos días en Amarillo habían sido los más felices de mi vida. La razón había sido, por encima de todo, que yo sabía para quién vivía. Conocía mi público.

Para todos los demás, uno era sólo tan bueno como en su último desempeño. La presión del público, el director y aun de las esperanzas de los amigos y familiares de su ciudad era implacable. La presión también podría ser inexorable por dentro de uno mismo, pero a Dios sólo le importaba que uno hiciera el mayor esfuerzo. Y El está por encima de todo lo demás.

Cuando crecía, siempre había sido el centro de la atención. Así lo había querido. Mi desempeño había sido por mí y nadie más. Yo tenía que ser el campeón.

Esa clase de motivación puede mantenerlo a uno fuerte, mientras tenga éxito, pero no es buena en caso de fracaso, o con fuerzas fuera de su control. Al considerar a Jesucristo como mi público me quité la presión de encima. Hacía el mayor esfuerzo para dar gloria a Dios, no a mí mismo. Si perdía, la derrota dolería, pero no cambiaría nada fundamental. Dios todavía estaría allí.

Me sentí mejor después de hablar con Janice. El desahogo de mis emociones fue útil. Y sus palabras me hicieron recordar quién era yo, y qué era lo que de veras importaba.

Entré al juego de aquella noche con mucho alivio. Cuando llegué a la lomita respiré profundo, miré alrededor y pensé que Jesús era todo mi público. No podría fallar.

Desde el principio me sentí mejor. No todos los bateadores eran como Babe Ruth. Tenía ritmo en mi lanzamiento.

Con dos *outs* y Bill Russell en la primera, vino Ron Cey, el Pingüino. Cey es prueba viviente de que Dios no hizo a los beisbolistas de un mismo tamaño y forma. Ron es de baja estatura y regordete, y corre con pasos cortos y como un pato; de ahí el apodo.

No obstante, a ningún lanzador se le ocurre burlarse de Cey. Recibió mi lanzada y envió la pelota al fondo. Gene Richards corrió a tratar de agarrarla y se chocó de frente contra la pared. Russell, que arrancó al golpear del bate, hizo todo el recorrido para anotarse la carrera. Cuando se arrojó la pelota al plato, Cey ya iba para la tercera.

La bola llegó corta a Terry Kennedy y se alejó rebotando. La perseguí hasta la malla. El público gritaba. En vez de detenerse en la tercera, Cey vio que su entrenador de tercera base le señalaba desesperadamente con el brazo que siguiera al plato. El quería que se anotara la carrera.

Alcancé la pelota, la agarré, me di vuelta y encontré a Terry Kennedy en el plato y le arrojé un *strike*. El alcanzó y tocó a Cey, y el árbitro lo declaró *out*. El episodio terminó en una nube de polvo.

Algo se aflojó en mí. La buena sensación volvió. El juego volvía a ser divertido.

Volví al hotel aquella noche con una sonrisa grande en el rostro. Janice había estado demasiado nerviosa para escuchar el partido, pero supo tan pronto como me vio que algo bueno había ocurrido.

— ¿Qué hiciste? — preguntó.

—Cedí una carrera, pero me desempeñé bien. Y ¿sabes? La buena sensación ha vuelto.

A la noche siguiente quería lanzar. Estaba ansioso de entrar al juego por primera vez desde la llegada a las grandes ligas.

Esa vez lancé tres episodios sin carreras contra los Dodgers. Desde aquel día, nunca volví a mirar atrás. Lanzaba como siempre. Arrojaba strikes, y *sacaba a jugadores*. Estaba en las grandes ligas para quedarme.

El consejo de Janice me había dado más que las grandes ligas. Había inculcado una lección en lo más profundo de mi alma. *Vivir como si Jesús fuera mi único público.* Cuandoquiera que otras prioridades, sueños, esperanzas y temores empezaran a dominar mis pensamientos, recordaría eso y volvería a tener mi enfoque.

Seis años después, en Ohio, estaba asustado mientras esperaba los resultados de mi biopsia. La posibilidad de perder la vida parecía muy real. Podría perder a Janice, Tiffany y Jonatán. Ellos podrían perderme, pero nunca perderíamos el amor de Dios. El velaba por mí y mi familia.

Yo estaba consciente de que El tenía su mirada amable puesta en mí. El era mi público. Todo lo que yo tenía que hacer era vivir para El. ¿Cómo podría perder?

9

El diagnóstico

Ya habían pasado dos días desde que me habían hecho la biopsia del brazo; dos días que parecían dos años.

Janice tenía un primo, Mark Roh, joven cirujano y cancerólogo del Centro Médico M.D. Anderson de Houston. Lo había llamado para pedirle consejo cuando se mencionó por primera vez la palabra "tumor". Dos días después de la biopsia, él llamó para preguntar si habíamos oído algo de los resultados. Janice le dijo que no. Entonces Mark se ofreció a llamar al doctor Muschler por nosotros.

Antes de una hora Mark volvió a llamar. Oí que Janice contestó el teléfono en la cocina de mi mamá. Al momento le puse atención, cuando me di cuenta que era él. Me quedé en la sala, escuchando el fin de la conversación de Janice.

— Pues bien, Janice, — dijo Mark —, el doctor Muschler me dio los resultados preliminares. Es lo mejor que podría ser según las circunstancias. Si Dave tuviera que tener cáncer, este es de la clase más benigna.

— ¿Cáncer? — dijo Janice. Oí el tono de temor en su voz. Nadie lo había llamado "cáncer" antes.

— Sí, eso es, — dijo Mark —. Es cáncer. Y eso siempre es grave, pero hay muchos tipos diferentes de cáncer. Este es el más benigno.

El explicó que mi tumor era un tipo de sarcoma fibroso conocido como tumor desmoide. Era muy improbable que tal tumor se extendiera por metástasis por el cuerpo. Sin embargo, se diseminaría localmente. No era mortal, pero podría causar un daño grave al brazo. El tratamiento requería cirugía. Los médicos tendrían que extraer todas las células cancerosas.

— Quiero decirte algo, — le dijo Mark a Janice —. Dave necesita que se lo extraigan.

En nuestra primera cita con el doctor Muschler, él indicó que sería posible observar de cerca el tumor para permitirme jugar un año más. Mark se opuso a tal opción.

— Es inadmisible, — dijo —. Sólo puede hacerle daño. Necesita que se lo extraigan. Es cáncer, y con eso no se juega.

Cuando él colgó, Janice me informó de los detalles, pues yo sólo había oído la mitad de su conversación. En cierto sentido intercambiamos emociones. Para ella, la palabra "cáncer" daba el sonido de alarma. Ella tomó unas de las preocupaciones que yo había sobrellevado durante los últimos dos días.

A mí, el diagnóstico general me produjo un profundo suspiro de alivio. Mark había puesto énfasis en que aquellos eran resultados preliminares, pero los consideré finales. Ya sabía lo que tenía, y que no me iba a morir de eso. Los médicos ya no decían "no podemos estar seguros".

Nunca vacilé ni un momento en cuanto a la operación. No iba a extender mi carrera a riesgo de mi vida. El béisbol nunca había significado tanto para mí.

Una semana después fuimos a la clínica *Cleveland* a hablar de los resultados de la biopsia con el doctor Muschler. Mi mamá nos acompañó. Estaba enojada con Dios, con los Gigantes por haber dejado pasar tanto tiempo antes de hacerme examinar el tumor, y con la injusticia de toda la situación. Estaba muy enojada. Mamá es muy aficionada al béisbol, y mucho más a su hijo. Quería hablar personalmente con el médico. Antes, cuando nos habíamos reunido con el doctor Muschler, había mencionado una amenaza para mi carrera. Mamá tenía que oír que se había hecho todo lo posible para mantener viva mi carrera. En ese entonces, mi lanzamiento tal vez significaba más para ella que para mí.

Janice tenía otras preocupaciones. Le preocupaban las estipulaciones de mi contrato con los Gigantes. Pensaba que como el tumor había estado creciendo antes de que yo firmara, los Gigantes podrían eludir sus obligaciones. O le preocupaba que ellos pudieran insistir en que yo le sacara provecho otro año al brazo. Le había dicho que los Gigantes no iban a hacer nada así, pero no pude impedir que se preocupara. Cuando se trata de cáncer ciertos temores muy irracionales pueden surgir.

Así que viajábamos en silencio a través de las colinas agrícolas del este de Ohio, cada uno envuelto en el propio mundo de sus emociones. Yo no estaba ni enojado ni preocupado. Me sentía feliz de estar vivo. El tiempo era triste y gris, pero los árboles estaban encendidos de color. Pasamos por las mansiones de *Shaker Heights* de Cleveland, y cerca del centro entramos al garaje de estacionamiento de la clínica *Cleveland* relumbrante de vidrio y acero.

El doctor Muschler se reunió con nosotros en un cuarto de examen, un cubículo decorado con un diagrama del esqueleto humano. Estaba sentado detrás de un escritorio. Mi mamá quedó tan sorprendida como yo de la juventud del médico. Ella y yo estábamos en sillas frente a él, y Janice en un asiento a un lado.

— La biopsia muestra precisamente lo que sospechábamos, — dijo el doctor Muschler —. Es un tumor fibroso llamado desmoide.

Hablaba de manera calmada y despreocupada, lo cual me consoló. Sacó un papelito blanco y dibujó un bosquejo del músculo deltoides, para mostrarnos la posición del tumor.

— Parece que el tumor se asienta precisamente sobre el hueso, — dijo —. Y ha invadido toda la parte inferior del deltoides, donde se ahiere al hueso. Tiene como dedos que suben hacia la parte principal del músculo.

Volvió a explicar que el tumor desmoide no es mortal, pero es una amenza para el brazo. De todos los tumores cancerosos, dijo, el desmoide era probablemente el que tenía la mayor posibilidad de recurrir después de una operación. La mayoría de los cánceres, cuando se extraen, vuelven al mismo sitio sólo el cinco por ciento, o menos, de las veces. (Se pueden extender, por supuesto, a otras partes.) Los estudios han demostrado que el tumor desmoide vuelve entre el treinta y el setenta por ciento de las veces.

— Si se deja una sola célula allí adentro, puede crecer y convertirse en otro tumor. Por eso en la cirugía, tenemos que hacer algo más que cortar el tumor, Dave. Tenemos que sacarlo con una margen amplia alrededor. Me temo que eso significa que tendremos que extraer por lo menos la mitad del músculo deltoides.

Nos dijo que el tumor crecía muy despacio, y que los desmoides en ocasiones dejan de crecer sin razón aparente. Si quisiéramos podríamos esperar y tomar otro examen en dos o tres meses. Si el crecimiento se detuviera sería posible prolongar mi carrera dejando la cirugía para después. Sin embargo, el doctor Muschler aconsejó en contra de tal opción. Explicó que el tumor estaba cerca del nervio radial, que controla la sensibilidad de la mano. Si el tumor creciera y dañara ese nervio, podría perder el uso de la mano. El médico y yo pensábamos que no era sensato esperar y correr ese riesgo.

Hablamos del tipo de cirugía indicada. La quimoterapia o la radiación no serían apropiadas para ese tipo de tumor. Como Mark ya nos había dicho, el tratamiento era cortar.

El problema estaba en el hueso húmero, sobre el cual descansaba el tumor. El doctor Muschler había dicho: "Lo normal es sacar un margen extenso alrededor del tumor, para estar seguros de extraer todas las células cancerosas, pero como está sobre el hueso, es más difícil." El no creía que el tumor ya había invadido el hueso, pero el método mejor sería cortar la mitad del hueso o extraerlo todo de debajo del tumor, y reconstruirlo con uno del banco de huesos de la clínica *Cleveland.*

Pensaba también que otra opción era preferible. Podría cortar hasta el borde del hueso, y luego congelar la parte del tumor cerca del hueso con nitrógeno líquido. Eso mataría todas las células vivas, aun las del hueso, pero haría que la cirugía fuera mucho menos destructiva y la recuperación mucho más rápida. Con la técnica de congelamiento, la llamaba criocirugía, el hueso estaría frágil y en peligro de romperse por algún tiempo, pero, al fin, recobraría toda su resistencia.

Janice, mi mamá y yo escuchábamos en silencio. Había que absorber mucha información, y no puedo decir que la entendí toda. Se me podía notar en los ojos. Lo que entendía era que iba a tener una operación. Perdería la mitad del músculo deltoides. El húmero podría correr un riesgo.

Mi mamá no aceptó las cosas con tanta facilidad. Le hizo muchas preguntas al doctor Muschler. ¿No podría él hacer algo? ¿No podría insertar algo elástico en el brazo para remplazar el músculo? Nos reímos un poco de eso. Parecía ridículo, pero el doctor Muschler nos dijo que no era tan extraño como parecía. El había hablado con especialistas, para averiguar si había tales posibilidades. Desafortunadamente, había descubierto que podrían hacer más daño que bien.

Por fin, después de abordar el tema desde el punto de vista médico, le hice la pregunta que sabía que estaba en la mente de todos, especialmente la mía:

— ¿Qué de mi carrera? — le dije.

Podía notar que él le había estado dando vueltas al tema.

— Dígamelo sinceramente, doctor. No tengo miedo.

El doctor Muschler pensó un momento y luego habló con calma:

—Pues bien, Dave, si tienes esta operación, pienso que tus posibilidades de volver al béisbol profesional son nulas.

No le entendí. Cuando él dijo "profesional" creí que se refería a las grandes ligas. Entonces le hablé del béisbol de las ligas menores.

— Está bien, doctor Muschler, — le dije —. No me importa lanzar en las ligas menores y volver a ascender. Aunque necesite un par de años está bien.

Seguí hablando como un minuto, pensando con optimismo en voz alta. Janice me dijo después que había estado un poco avergonzada por mi causa. Parecía que yo estaba en una nube, hilando sueños que no tenían nada que ver con la realidad.

El doctor Muschler me interrumpió:

— Dave, creo que no me entendiste — habló con énfasis firme —. La pérdida de la mitad del músculo deltoides te quita uno de los tres músculos más potentes del brazo. Mi mayor esperanza es que después de una terapia intensa recuperes un alcance de movimiento normal y puedas jugar a la pelota con tu hijo en el patio de atrás de tu casa.

El cuarto quedó en silencio.

— ¿Quiere decir ninguna clase de béisbol profesional? — pregunté.

El confirmó.

No tenía dudas en la mente.

— Doctor, si así es la cosa, prosigamos — le dije —. No piense que me voy a encerrar a llorar. He tenido una carrera excelente. La he disfrutado toda, y estoy preparado para lo que venga.

Eso dije y lo sentía de veras. Le conté al médico que había estado en un partido de campeones. Había lanzado en dos campeonatos de la Liga Nacional y en una serie mundial. El hablaba con un beisbolista de quien los entrenadores habían predicho que nunca lanzaría en las grandes ligas. Había saboreado todas las cosas buenas que el béisbol podía ofrecer. ¿De qué podría quejarme?

— Si nunca vuelvo a jugar, sabré que Dios me quiere en otro lugar — dije —. Pero le digo algo más. Creo en un Dios que puede hacer milagros. Si me extrae la mitad de mi deltoides, eso no quiere decir que nunca volveré a lanzar. Si Dios quiere que lo haga, no importa que me extraiga todo el deltoides. Si Dios quiere que lance, lo haré.

El doctor Muschler se quedó mirándome. Debe haber pensado que yo estaba un poco loco.

Hicimos planes para la cirugía, y le pregunté al doctor Muschler sobre su experiencia:

— ¿Cuántas cirugías como esta ha hecho usted?

Había hablado con mi agente, Jerry Kapstein, apenas el día antes. Me había dicho que encontraríamos al mejor médico del mundo e iríamos a él. Me sentía muy cómodo con el doctor Muschler, pero quería estar completamente seguro de que recibiría el mejor tratamiento posible. Janice y yo habíamos orado acerca de la decisión.

Me parecía que la pregunta era bastante delicada, pero no pareció molestar nada al doctor Muschler. Dijo que se había especializado en *Sloan Kettering* en Nueva York, trabajando bajo la supervisión de tres médicos que eran pioneros del método crioquirúrgico que aplicaría. Mientras estaba allí, había usado con frecuencia esa técnica en cirugía.

— Si no tuviera toda la confianza de poder hacer esta operación tan bien como cualquier otro, te conseguiría el médico que pudiera hacerla mejor.

Eso me bastó. Fijamos la fecha del siete de octubre, nuestro aniversario de bodas, para la cirugía. Sería un año exacto después de haber ganado el segundo partido de los campeonatos de la Liga Nacional para los Gigantes.

Era hora de contarles a Tiffany y Jonatán. Pensábamos que ya habían oído bastantes murmullos. No debían recibir la noticia de esa manera, sino directamente de nosotros.

Al acostarlos, les contamos con mucho tacto que yo iba a necesitar una operación en el brazo, estaría un tiempo en el hospital y probablemente no podría jugar al béisbol más después de eso. Esperamos a que entendieran la noticia, pensando que se pondrían muy tristes. Vimos que cavilaban.

Tiffany, entonces de seis años de edad, fue la primera en reaccionar:

— ¿Quieren decir que no tendremos que cambiar más de casa?

Ella pensaba lentamente en las implicaciones.

— ¿Eso significa que puedo quedarme en la misma escuela? ¿Quieren decir que nos quedaremos aquí en Ohio cerca de los abuelitos todo el tiempo?

Jonatán, de tres años, dijo con un susurro de urgencia:

— Papá, ¿quieres decir que podrás jugar al fútbol conmigo todos los días?

— Pues tendré que ir a trabajar, Jonatán, pero ya no me iré a viajes largos.

Con toda espontaneidad, Tiffany y Jonatán aplaudieron, y de esa forma se ponía la operación en buena perspectiva.

10

La cirugía

El día antes de ingresar al hospital, decidí hacer algo que había leído en la Biblia. En Santiago 5:14 dice que si una persona está enferma debe llamar a los ancianos de su iglesia para que vayan a orar por él. Le hablé a mi pastor, Bob Stauffer. El no estaba seguro de lo que se podría hacer en tan poco tiempo, pero dijo que trataría de reunir gente en la iglesia aquella noche.

Durante años, Janice y yo habíamos visitado la iglesia presbiteriana evangélica El Tabernáculo cuandoquiera que estuviéramos en Youngstown. Los miembros nos habían dado mucho cariño y apoyo, y confiábamos en ellos, especialmente en que oraban por nosotros. El Tabernáculo no es nada elegante ni fuera de lo común, pero sus miembros nos ayudarían.

Cuando llegué a la iglesia aquella noche, me sorprendió que hubieran venido tantas personas; probablemente unas veinticinco. El edificio es de estilo colonial, con techos altos y candeleros de bronce. A la izquierda de la entrada hay un salón bastante grande donde uno puede tomar café con pan los domingos por la mañana. Allí nos reunimos para orar.

Los hombres y las mujeres que asistieron tenían intensidad en la mirada y en la manera de dar la mano. El llamar a los ancianos para orar por los enfermos no es algo que hacemos todo el tiempo en nuestra iglesia. Otros miembros de la iglesia, al saber que los ancianos orarían por mí, habían preguntado si podrían acompañarnos. Ellos también querían oración.

Cuando me llegó el turno, me senté en una silla en el

centro del salón, y los demás se reunieron a mi alrededor. Los que estaban más cerca me impusieron las manos. Bob, mi pastor, tenía una mano sobre mi brazo izquierdo, donde tendría lugar la operación. El calor y el peso de aquellas manos parecían apoyarme y sostenerme.

Lenta y tranquilamente, los hermanos oraron. Las palabras de sus oraciones no eran exigentes. No trataban de persuadir a Dios a hacer algo; sólo me ponían con firmeza en sus manos. Reconocían su maravilloso poder para sanar, pero también su deseo de emplear a personas, tales como los médicos, para realizar la sanidad. Pidieron que Janice y yo tuviéramos una actitud tranquila y confiada, no importa cuáles fueran los resultados de la operación.

Poco a poco las oraciones parecían tomar impulso. Sentado allí, rodeado de su afecto, nada me preocupaba. Me sentía completamente tranquilo y en paz. Nunca había sentido tal cosa; una sensación sublime, sustentado, levantado y protegido por el amor. Parecía que no me volvería a preocupar jamás.

Al terminar, el grupo se disolvió lenta y silenciosamente. Nos abrazamos, nos dimos la mano y lloramos un poco al despedirnos. Bob Stauffer se me acercó y me dijo con voz vacilante:

— Dave, ni sé si quiero decirte esto. Es la cosa más extraña que he sentido jamás. Mientras orábamos por ti, sentí que se me puso muy caliente la mano. Tan caliente que tuve que apartarla de tu brazo. No sé lo que eso significa. No sé si indica que ha ocurrido cierta sanidad, pero me siento muy seguro de que Dios obró esta noche. Veremos el resultado de algún modo.

Bob no es la clase de persona que habla sin sentido. Es una persona muy sensible y práctica. Me asombró lo que dijo. No sabía lo que él quería decir, pero eso me aumentó la seguridad de que un Dios amante está encargado de mi vida. Al acercarnos a la operación no me sentía asustado en absoluto.

A la mañana siguiente Janice, mi mamá y yo fuimos a Cleveland. Me hicieron el examen de sangre y una media docena más de pruebas, y pasamos la noche en un hotel que queda junto al hospital. Dormí bien, como de costumbre, y me registré en el hospital a las 5:30 de la mañana. Las enfermeras me prepararon, me dieron una bata pequeña y me pusieron en una camilla. Me despedí de mi mamá y Janice con un beso. Ellas parecían más preocupadas que yo.

Me sentía muy animado mientras las enfermeras me llevaban a la sala de cirugía. Recuerdo que miraba con curiosidad todos los aparatos con luces y sonidos que usarían durante las próximas horas. Les dije a las enfermeras:

— Sólo quiero que sepan una cosa antes de ponerme a dormir. Muchas personas de mi ciudad está orando por ustedes ahora mismo. Dios está en control de esto y tengo toda la confianza del mundo en cada una de ustedes. Así que ¡diviértanse!

Una de ellas me dijo que era la primera vez que un paciente les había dicho que había personas orando por ellas. ¿Por quién sería mejor orar? Ellas iban a hacer el trabajo. Yo sólo iba a estar acostado el resto del día.

El doctor Muschler pidió su primer instrumento: un marcador esterilizado. Con él, comenzó a trabajar sobre mi brazo izquierdo, considerando sólo donde estaba el tumor, y marcando el lugar donde haría la incisión. Mientras trabajaba, explicaba exactamente a los dos médicos residentes que le ayudaban lo que iba haciendo.

Yo estaba acostado de lado, levantado sobre una bolsa para prevenir lugares de presión durante la operación. El anestesiólogo había estado conmigo tal vez durante una hora, para ponerme un tubo dentro de los pulmones para que una máquina respirara por mí, para insertar las agujas intravenosas y una conexión a las arterias para medir la presión, y para darme su coctel mágico de drogas. No sólo estaría dormido, sino que se me paralizarían los músculos; por eso necesitaba la máquina para respirar, pues mi diafragma dejaría de funcionar. Me habían reducido la presión arterial a casi la mitad de lo normal para que sangrara con menos profusión.

Con su escalpelo, el doctor Muschler comenzó a cortar. Siguiendo sus marcas, hizo una incisión que comenzaba cerca del frente del hombro y seguía casi hasta el codo en una curva en forma de S invertida. Como parte de la curva, dejó una parte sin tocar alrededor de la herida de la biopsia. Cortaría esa parte, de por lo menos un centímetro de radio a partir de la incisión original, junto con el tumor. Como él había extraído el pedacito de tumor por esa herida, quería sacar un margen amplio de la piel y la grasa que la rodeaba, todo lo que pudiera estar contaminado con el cáncer.

Entonces hizo una incisión más profunda. La herida se abrió como una boca en el brazo. El corte llegaba hasta muy cerca del tumor. El tumor estaba encerrado dentro de un saco de tejido fibroso que rodea el músculo deltoides, llamado la fascia. No quería romperlo. Durante la operación, siempre mantendría un margen de carne entre el escalpelo y el tumor. El no quería ver el tumor, ni aun cuando lo desprendiera del hueso.

Entonces rodeó el tumor. Estaba situado sobre el estrecho triángulo de músculo donde el deltoides se sumerge entre el tríceps y el bíceps. El doctor Muschler encontró el bíceps, el músculo que los muchachos exhiben, y con una incisión larga le abrió la fascia, que es una membrana blanca y dura que encierra los músculos.

Con los dedos dentro del compartimento del bíceps, lo empujó lejos del tumor, abriéndose paso a través de las fibras musculares hasta el húmero. Insertó retractores metálicos contra el hueso para contener el músculo.

Hizo lo mismo al otro lado del tumor, penetrando por el compartimento del tríceps. A ambos lados, cortó con cuidado para dejar parte del músculo sano contra la fascia que contenía el tumor.

Al acercarse al hueso identificó con cuidado el nervio radial, que va en la misma dirección del húmero. Si el nervio sufría daño la mano se me inutilizaría. El cirujano protegió el nervio con esponjas debajo del retractor metálico.

El ya podía ver el hueso, expuesto a ambos lados del

tumor. Estaba listo para hacer el corte que haría toda la diferencia. Después de separar el compartimento del músculo deltoides de los adyacentes, estaba listo para cortar el deltoides en dos.

Midió con cuidado otra vez, asegurándose de cortar cuatro centímetros de músculo sano por encima del tumor. El corte seguía aproximadamente por el punto medio del músculo. El médico sintió pesar. Era el deltoides más grande que había visto; era sano, vibrante, fuerte y una masa pesada de carne. Estaba muy seguro de que así me cortaba la carrera también.

Se ha informado ampliamente que el doctor Muschler me extrajo la mitad del deltoides. Eso, aunque es correcto, subestima lo que él hizo. El músculo debe estar adherido a ambos extremos. De lo contrario, es tan inútil como una liga elástica rota. Así había quedado mi músculo deltoides. Unos pocos tejidos conectores lo ataban al hueso por encima de donde el cirujano había cortado, pero la mayor parte del tejido conector se había extraído. La mitad del músculo había desaparecido, y se había destruido por lo menos el noventa y cinco por ciento de su función. Yo tendría que aprender a vivir sin el músculo deltoides.

Entonces vino la última parte, y la más difícil, de la cirugía, que era la separación del tumor del hueso.

Todos los huesos humanos tienen una envoltura gruesa y dura, un tejido vivo llamado el periósteo. Con el escalpelo electrocauterio, el doctor Muschler quemó para penetrar por esa envoltura del húmero, abriendo a ambos lados del hueso a por lo menos cinco milímetros del tumor, y luego cortó arriba y abajo del hueso donde se adhiere el deltoides. Había hecho como una elipse sobre el periósteo que incluía el tumor. Con la criocirugía se matarían todas las células dentro de esta zona antes de sacarlas del hueso.

El cirujano tenía como una pequeña pistola de pintar a presión, pero llena con nitrógeno líquido. El y sus ayudantes rociaron una franja de un centímetro cerca de la línea que había marcado sobre el hueso. La congelación apareció rápido en el tejido. Esperaron hasta que se descongeló, unos quince minutos, y volvieron a rociar. Después de la segunda descongelación, se congeló por tercera vez, y se descongeló la tercera y última vez. El doctor Muschler tomó un instrumento sin filo llamado elevador, que parece un destornillador. Con él levantó el borde del tejido ya muerto de sobre el hueso, a unos seis milímetros del tejido que no se había congelado todavía. Dijo que era como separar una capa gruesa de parafina de una lata. Inmediatamente después se repitió el proceso de congelación y descongelación sobre otra cuña de tejido de un centímetro. Ese ciclo triple se hizo unas diez veces antes de que se pudiera separar del hueso la última parte del tumor.

El tumor ya podría salir entero, rodeado de una capa de músculo, grasa, fascia y periósteo congelado. El doctor Muschler lo levantó con cuidado, lo sacó y lo entregó a uno de sus auxiliares. Los cirujanos tienen un nombre especial e irónico para este proceso que es "cosechar" un tumor. Después de la cosecha, el médico limpió la herida y se dispuso a cerrármela.

Por supuesto, yo no vi nada de esto, pero me lo contaron más tarde. Quisiera haber visto y haberle pedido al doctor Muschler que me guardara el tumor en un frasco, para poder ver el objeto extraño que me habían sacado del cuerpo.

Janice y mi mamá estaban sentadas en una sala de espera, grande y moderna, llena de gente cuyos seres amados tal vez pasaban por cirugías más graves que la mía. Algunos esperaban noticias de vida o muerte. Esperaban en silencio, tensos y ansiosos.

El cuarto tenía un escritorio grande. La recepcionista llamaba un nombre, la familia se acercaba al escritorio, y ella les daba la noticia que le hubiera llegado. Por lo general, decía que el paciente había salido de cirugía y estaba en recuperación; el cirujano vendría pronto a hablar con ellos. Había un cuarto pequeño y privado para el diálogo entre la familia y su médico.

Toda la mañana Janice y mi mamá miraban el flujo constante de gente y médicos, y no recibían información acerca de mí. Me habían llevado a cirugía antes de las siete de la mañana, y el cirujano había predicho que la operación duraría cuatro horas. Hacia el mediodía empezaron a sentirse un poco ansiosas.

Janice había esperado y orado que los médicos, al abrir el brazo, no encontraran nada mal. El cáncer habría desaparecido, o se habría convertido sólo en tejido cicatrizado. Al pasar las horas, esa esperanza se desvaneció. El temor a lo desconocido tomó su lugar. Janice halló un teléfono público y llamó a los amigos, al cobro. Necesitaba apoyo, alguien con quién hablar.

No fue sino a la 1:30 de la tarde que la recepcionista llamó a Janice. El doctor Bergfeld, que había observado la cirugía, llamaba desde el quirófano.

— Es mucho más de lo que esperábamos. Ahora están haciendo la criocirugía. Va bien, todo va a salir bien. El va a quedar impedido es cierto, pero no se preocupe.

Su potente voz era consoladora, aunque desvaneció toda esperanza de milagro que le quedaba a Janice.

— No quiero que se preocupe. Vamos a ponerlo otra vez en forma. Creemos que hemos extraído todo el tumor.

Se refirió varias veces a las manos maravillosas del doctor Muschler.

Janice tenía la mente llena de diferentes ideas como el desengaño de que el tumor no hubiera desaparecido, la preocupación por el impedimento que el doctor Bergfeld había mencionado y la ansiedad de que quizás él no le había dicho todo. El día ya parecía demasiado largo. Ella seguía orando.

Pasaron unas horas más sin ninguna información. La tarde se oscurecía, y había cada vez menos gente en la sala de espera. Mi mamá estaba más callada al avanzar el día. Mi papá había llegado del trabajo y estaba sentado con ellas. El también, que suele hablar hasta por los codos, estaba en silencio.

Janice fue al teléfono y, por segunda vez, llamó a Jenny Hammaker. Ella y Jenny son amigas tan íntimas como Atlee y yo. Con ella, Janice podía desahogarse y aliviar sus temores. Al oír la voz de Jenny, se le inundaron los ojos de lágrimas. Le pidió a Jenny que siguiera orando. No entendía por qué se tardaban tanto.

Como a las 3:30 de la tarde entró una prima de mi mamá. Jerry trabaja en la clínica *Cleveland*, pero no tenía idea de que me estaban operando.

— Donna, ¿qué haces aquí?

Mi mamá no llora mucho; por lo general, contiene sus emociones, pero entonces perdió el control por completo. Comenzó a sollozar y a llorar a gritos:

— Ha estado allá demasiado tiempo, no sabemos lo que le están haciendo. ¡Están baldando a mi hijo, lo están mutilando!

Jerry la abrazó y trató de calmarla. Las emociones cedieron y mi mamá se conformó a seguir esperando. La recepcionista llamó a las últimas familias, que hablaron en privado con los médicos y se fueron. Por fin, a las 5:15, casi once horas después de entrar a cirugía, la recepcionista le dijo a Janice que yo estaba en el cuarto de recuperación. El médico vendría a hablar con ella en un momento.

Pero no vino. La sorpresa se convirtió en irritación, preocupación y temor. Habían pasado tres cuartos de hora y el doctor Muschler todavía no llegaba.

11

El resultado

Desperté en el cuarto de recuperación y me sentía muy
mal. Podía oír, pero no podía abrir los ojos. Las
drogas que me quedaban en el cuerpo me hacían sentir
horrible. Tenía mucho dolor, el peor dolor que había sentido en la vida. No me venía del brazo, sino de algún lugar
en la parte inferior del cuerpo.

Puedo soportar mucho dolor. Casi siempre la gente no
tiene idea de lo que siento, pero no podía ocultar ese dolor,
ni quería. Me quejaba y lloraba.

Recuerdo que oía la voz de los médicos, y sentía sus
manos, aunque no podía mantener los ojos abiertos, ni
enfocarlos en nada. No pensaba con claridad.

Recuerdo que pensaba: *¿Qué es este dolor?* Los médicos
hacían la misma pregunta. Comenzaron a hundirme los
dedos y preguntar: "¿Es ahí? ¿Le duele?" Me dolía por todas
partes donde me tocaban. Por fin, llegaron a un lugar de la
pierna, y sentía que iba a saltar hasta tocar el techo.

— Lo encontró esta vez, doctor.

Los oía hablar, pero no tenía idea de lo que decían. Me
hicieron preguntas que debo haber respondido, aunque no
recuerdo cómo. Las enfermeras corrían en busca de instru-
mentos. Entendí que mi problema era algo poco común.
Todo lo que de veras recuerdo es el dolor. Por fin, el doctor
Muschler se inclinó sobre mí y me dijo que tendrían que
llevarme otra vez a la sala de cirugía para una fasciotomía
de urgencia.

— Está bien, doctor, haga lo que tenga que hacer — le
dije —. Sólo que me alivie el dolor. Póngame a dormir

para que no lo sienta más.

El doctor Muschler llegó, por fin, a la sala de espera a las seis en punto. Janice tuvo compasión de él, se veía tan exhausto y triste. Tenía el rostro pálido y estaba empapado en sudor. El es alto y delgado, pero se veía agachado como una flor marchita. Habló con dificultad:

— Ni quisiera decirle esto. La cirugía salió tan bien que yo debiera estar muy feliz ahora mismo, pero tuve que llevarlo de nuevo para una cirugía de urgencia de la pierna.

Explicó con brevedad lo que había ocurrido. Parece que mis muslos son tan musculosos que se abultan más de lo normal. Al reducir mi presión arterial con la anestesia durante la larga operación, la presión al estar acostado de lado había cortado el flujo de sangre al músculo del muslo. Después de la operación, cuando se aumentó mi presión arterial, el músculo que necesitaba sangre se había hinchado muchísimo y había impedido el suministro de sangre otra vez. Es un caso poco común conocido como síndrome de compartimento; se presenta más a menudo en personas aplastadas en un accidente. El síntoma más común del síndrome de compartimento es el dolor enceguecedor. Si se deja seguir por mucho tiempo, el síndrome de compartimento puede hacer que el tejido muscular muera.

El remedio era sencillo. Tenían que abrir con un corte la fascia. Con el compartimento del músculo abierto, se aliviaría la presión de la pierna y se restauraría el flujo de sangre.

Durante dos horas más, Janice y mi mamá estuvieron sentadas en la sala de espera. Los partidos decisivos entre los Dodgers y los Mets estaban en la TV, y ellas los vieron un poco. Mi papá había tenido que salir para la casa. Todas las otras familias se habían ido; la sala estaba vacía excepto por ellas. Por fin, la recepcionista les dijo que el doctor Muschler estaba en camino.

La esperanza no desfallece con facilidad, y Janice todavía se aferraba a la ligera posibilidad de que él podría decir que todo había resultado bien, que el cáncer había desaparecido y había ocurrido un milagro. Pero no fue así. Se sentó con ella y le dijo que mi pierna estaba bien, que la operación del brazo había salido muy bien, pero que habían necesitado extraer el cincuenta por ciento de mi músculo deltoides como él había supuesto. Dijo que eso afectaría drásticamente ciertos tipos de movimiento. Por ejemplo, tal vez nunca podría sacar la billetera del bolsillo de atrás con la mano izquierda. Esperaba que podría volver a levantar el brazo por encima de la cabeza, pero no sería fácil. Necesitaría mucha terapia para recuperar esa clase de movimiento.

Ella le dijo después de hacerle todas las preguntas que se le ocurrieron:

— Es decir que sin un milagro nunca volverá a lanzar.

El recuerdo de Janice de ese momento es tan claro como el cristal. El doctor Muschler, todavía con su bata azul de cirugía, la miró a los ojos y le repitió sus palabras:

— Así es. Sin un milagro, él nunca volverá a lanzar.

Cuando volví a despertar en la sala de recuperación, sentía un dolor horrible. Janice y mi mamá entraron, y cuando vi la reacción en sus rostros supe que mi apariencia era terrible. Tenía el brazo y la pierna envueltos en vendas enormes; tenía medidores y tubos por todas partes. Y me quejaba de dolor y sed.

Como estaba drogado, no puedo recordar nada con mucha claridad, pero sí recuerdo a una enfermera muy bonita que no me dejaba tomar agua. Por fin, cuando el doctor Muschler dijo que yo estaba bien, ella cedió y dejó que Janice sacara un helado de la nevera para mí. Recuerdo que el primero era rojo. Janice me dio el helado, agachada sobre y mí y poniéndomelo sobre los labios. Lo chupé como un hombre que hubiera estado perdido en un desierto por una semana. Al terminar con los helados, Janice me dio hielo de una taza. Tenía una sed insaciable. A Janice y a mi mamá les permitieron quedarse en la sala de recuperación conmigo por algún tiempo. Pasé allí una noche difícil, drogado y adolorido.

A la mañana siguiente, me sentí peor. Tenía una necesidad desesperante de salir de esa sala de recuperación con todo su ruido y conmoción. Sin embargo, nadie parecía afanarse por que me movieran. Seguían viniendo por otros, y me pasaban por alto. Por fin, un hombre vino por mí, y me llevó en una camilla a mi cuarto. Tenía un compañero de cuarto, aunque pasaría un rato antes que pudiera comunicarse conmigo. Yo sentía demasiado dolor. Me dijo más tarde:

—Hombre, cuando usted entró pensé que se iba a morir. Se veía en muy mala forma.

Por estar bajo anestesia tanto tiempo se me habían desordenado los sistemas del cuerpo; parecía que funcionaban a la inversa. Tenía el brazo entumecido. Me habían congelado parte del nervio ulnar, que pasa a lo largo del húmero, por eso tenía la mano débil y había perdido cierta sensación. Durante días sentía una vibración en el brazo, como la que se siente cuando uno se da un golpe en el codo.

Tenía la pierna completamente despierta y pidiendo misericordia. Tenía una bomba de morfina, y me podía aplicar una inyección a cualquier hora. El único problema era que, cuando había consumido la dosis no quedaba más en la bomba, entonces no bombeaba nada. Eso no me impedía que presionara la bomba de continuo.

Le dije a Janice que tenía que llamar a Atlee. Me dijo que yo estaba loco, pero insistí. Marcó el número y Atlee contestó. Traté de hablarle, pero fue muy difícil aun sostener el receptor. Atlee me decía: "¿Estás bien?" El podía entender sólo una de cada tres o cuatro palabras. Dejé caer el auricular. Janice lo recogió y le dijo a Atlee que yo no estaba en condiciones de hablar.

Cuando uno se siente tan mal no puede vivir, sino sólo sobrevivir. De algún modo pasé el día. Los efectos de las drogas pasaron y volví a sentir que el cuerpo me pertenecía. El dolor todavía era fuerte, pero la posibilidad de vivir empezaba a parecer atractiva.

Mi compañero de cuarto, un señor llamado Al, era muy amable. No había querido decir nada el primer día que entré, porque él no estaba seguro de que yo amanecería vivo. Después que me sentí mejor, nos divertimos mucho. Teníamos una hermosa enfermera negra parecida a Clair Huxtable del programa de TV de Bill Cosby. Nos daba meriendas de medianoche, se sentaba a hablar con nosotros y, por lo general, nos trataba como a reyes. Vimos cuando los Mets perdieron ante los Dodgers en los partidos decisivos.

Al segundo día de la recuperación me quitaron el catéter urinario. Después de un rato me dieron muchos deseos de orinar. Janice y mi mamá estaban allí. Les dije que no quería usar el bacín plano.

— Quédate acostado y orina — me dijeron.

— Están locas. No voy a hacer eso.

Hasta entonces no había podido levantarme de la cama, ni pensarlo, aunque los médicos quieren que uno se levante y camine tan pronto como sea posible. Me habían conseguido una silla de ruedas, y un enfermero me ayudó a levantarme y a sentarme en la silla. Janice me iba a llevar por el hospital. Mi mamá se había ido.

Le dije a Janice después que el enfermero se hubo ido:

— Llévame al baño.

Sentía cada vez más urgencia.

— No, no te llevo — dijo —. No estás en condiciones. Tienes que usar el bacín plano.

— ¡Llévame ahora mismo! — le grité.

— No — me dijo.

Estaba dispuesta a permanecer firme. Pensaba que en el baño podría desmayarme o romperme los puntos.

— ¡Janice!

Por fin cedió, empujó la silla hasta la puerta y me ayudó a levantarme. Me iba a ayudar adentro.

Tan pronto como me levanté y entré, cerré la puerta y le puse el seguro. Los baños de los hospitales son muy buenos, con tubos para agarrarse por todas partes, y con el brazo y la pierna funcionales pude valerme bien. Janice gritaba:

— ¡Llamen a la enfermera! ¡Llamen a la enfermera!

— ¡No entren. Estoy bien!

El enfermero vino. No podía creerlo.

— ¿Sabe el problema que voy a tener? — dijo —. Déjeme entrar.

— Déjeme solo — le grité —. Estoy bien.

No era cierto. Mientras mantenía el equilibrio en una pierna, no podía orinar. El cuerpo no funcionaba. Estaba tan enojado que quería escupir candela. Al fin me di por vencido, abrí la puerta y volví a la silla de ruedas.

Aguanté las ganas por lo menos otra hora. Janice se fue a casa. Mi hermano Joey vino con su esposa Gina. La visita iba bien, pero era difícil hablar sintiéndome así. Al fin les pedí que salieran un rato. Gina salió mientras Joey me ayudaba a levantarme. Se quedó hasta que le dije que no necesitaba espectadores. Lo mandé a pasear con su esposa. Después de unos diez minutos de balancearme en una pierna, con la cabeza apoyada contra la pared, pude hacer lo que necesitaba. Llené toda una taza grande. Era la mejor sensación que había tenido en varias semanas. Me sentía muy satisfecho de mí mismo y llamé a Janice para darle la noticia.

Al día siguiente me llevaron al terapeuta por primera vez. Me puse en la bicicleta de ejercicios para ver si podía devolverle el movimiento a la pierna. Pude doblar la rodilla un poco. No podía mover el brazo en absoluto, entonces él lo sostuvo y me hizo una serie de movimientos. Se trataba de poner en movimiento los músculos y articulaciones otra vez. De lo contrario, podría quedarme tieso de modo permanente, o tendría que esforzarme mucho más para recobrar el movimiento después.

Después de cinco días en el hospital me dieron de alta. Era un día muy frío y gris, con copos de nieve que soplaban a través de la carretera. El aire se sentía maravilloso. Casi había olvidado que existía el mundo exterior.

Se necesitó un esfuerzo muy grande para sacarme de la silla de ruedas y ponerme en el carro. No podía agarrar nada con el brazo izquierdo, que tenía colgado en cabestrillo, ni empujar con la pierna derecha. Tenía un bastón para caminar, que puse junto a mí en el asiento. Por fin pude entrar. Entonces le dije a Janice a dónde ir:

— ¡Llévame al restaurante *Arby's*!

La cadena de restaurantes *Arby's* se originó en Youngstown. Janice y yo comíamos en *Arby's* desde que éramos novios en la escuela secundaria. Durante los estudios en la universidad, cuando ella tenía trabajo, la dejaba que pagara, y luego yo usaba mi dinero para sacar a otras chicas. No sé por qué me perdonó.

Había recobrado el apetito que, como mi familia y compañeros de equipo lo saben, es muy saludable. No había comido bien desde que había ingresado al hospital. Consumí mi pedido normal en *Arby's*, es decir, un emparedado caliente de jamón y queso y otro de pavo con papas fritas, y me sentí mucho mejor.

Al regreso, nos detuvimos en nuestra casa nueva. Quería ver lo que el contratista había hecho desde que salí para el hospital. Para Janice, el verme cojear con el bastón, y con los ojos medio cerrados por un dolor de cabeza terrible, fue un momento muy triste. Veía a un hombre que había estado fuerte y activo una semana antes. Ahora daba lástima. No podía ni caminar sin ayuda.

Fuimos a la casa de mis padres. Jonatán y Tiffany no habían ido a verme al hospital, y estaban listos para darme un fuerte abrazo. Infortunadamente, no tenía ninguna parte en el cuerpo que pudieran abrazar sin causarme mucho dolor, pero fue maravilloso verlos.

Mi mamá cocinaba la cena. La operación había pasado. Yo había atravesado con éxito por unos obstáculos. Toda una carrera de obstáculos, con muchísimas vallas más, me esperaba.

12

En el calabozo

Volví a casa a vivir en el sótano del hogar de mis padres, lo que Janice y yo llamábamos "el calabozo". Allí al pie de las empinadas escalas, en la oscuridad, junto a la mesa de billar de la familia, frente a un bar viejo y en desuso, y casi sepultado bajo cajas y papeles, hay uno de los sofá-camas más incómodos que uno pueda imaginarse. Dormimos sobre sus resortes y bordes casi un mes, hasta que se terminó de construir nuestra casa.

Debiera decir que *tratamos* de dormir. Normalmente me muevo mucho en la cama. Ahora tenía que permanecer acostado de espaldas. Si me volteaba a uno u otro lado el dolor era insoportable. En esa posición no podía dormir. Dormitaba de modo irregular. Permanecía despierto retorciéndome, y preguntándome si existiría una posición cómoda. El dolor de la pierna iba en aumento, y me sentía cada vez peor al disminuir el efecto de la medicina para el dolor. Con el brazo y la pierna funcionales trataba de sentarme. Janice me oía y despertaba. Oía que se levantaba y luego el ruido del agua corriente en el baño arriba. Bajaba las escalas con un vaso de agua y dos pastillas más para mi dolor. Yo caía como en una neblina por los narcóticos.

Además, Jonatán nunca dormía toda la noche. Lo oíamos llorar arriba y Janice iba a traerlo. Yo hubiera ayudado, pero me era sumamente difícil aun levantarme sólo con un brazo y una pierna, mucho más subir las escalas con mi bastón.

También estaba allí el monstruo de la medianoche. Cierto animal se había instalado en el cielo raso y, mientras estábamos despiertos, lo oíamos correr allá arriba. Una vez cayó en la cama y nos despertó antes de desaparecer en la oscuridad.

De modo que no dormíamos mucho. Probaba todas las posiciones. Traté de dormir en el sofá de la sala, y tampoco pude. Por fin, me di por vencido y decidí que tendría que vivir con sólo cuatro horas entre dormido y despierto cada noche.

Aquel jueves por la noche, vi a los Dodgers jugar el quinto partido y el final de la Serie Mundial, para derrotar a los Atléticos. No fue un partido muy reñido. Con Orel Hershiser* en el montículo, era obvio que los bateadores de los Atléticos estaban dominados.

Janice se acostó, pero yo me quedé en la sala. El sofá se sentía tan cómodo como mi cama del sótano, entonces pensé que daba lo mismo quedarme despierto. El cuarto estaba oscuro excepto por la poca luz del televisor.

Nunca lloro. Quisiera poder derramar lágrimas, para expresar mis sentimientos con más libertad, pero no puedo.

Vi a Orel hacer el último lanzamiento del juego, para sacar a Tony Phillips. Vi que miró al cielo para dar gracias a Dios. Lo vi envuelto por los uniformes azules de los Dodgers que se amontonaban sobre él para felicitarlo.

Yo estaba a favor de la Liga Nacional. Me sentía de veras feliz por Orel, sabiendo que él también es un creyente en Cristo y que es un ser humano digno de admiración. Sin embargo, no podía dejar de pensar cómo había comenzado para mí la temporada contra los Dodgers. Había sido el lanzador dominante. Parecía mi año de triunfo. Podría haber sido yo el que estuviera en aquella lomita.

Al contrario, parecía que el béisbol ya se había acabado para mí.

Entonces lloré. Muy solo, iluminado únicamente por la

---

* Nota del editor: Lea *Lanzado a la fama*, una biografía de Orel Hershiser publicado por Editorial Vida.

luz parpadeante del televisor, derramé muchas lágrimas.

Todos los días de aquella semana tuve dolores intensos de cabeza. Sólo así olvidaba el dolor de la pierna, porque eran cien veces peores.

Primero los tuve cuando estaba en la universidad. Me daban a la misma hora cada día, mientras iba a mi clase de composición en inglés. Tal vez esa era la causa. De repente, me venía el dolor de cabeza, por encima de los ojos, y pensaba que el dolor me mataría.

Los tuve cuando jugué al béisbol en Colombia. Recuerdo que me sentaba afuera de mi alcoba con una almohada detrás de la cabeza y golpeaba la pared varias veces con la cabeza.

Y ahora me volvían otra vez, cada día con precisión. Me dio un dolor de cabeza un día, mientras Janice conducía el coche, que me volvió loco. Le gritaba que manejara más rápido, y pateaba el suelo como si pudiera hacer un hueco en el acero. Los médicos me han dicho que personas que sufren de tales dolores de cabeza a veces se golpean contra las paredes para tratar de parar el dolor. Me lo imagino. Cuando me daban, Janice y los chicos salían del cuarto, pues no podían auxiliarme, y yo no era una compañía agradable.

Amo mucho a mis padres, pero el compartir su casa fue duro. Como es natural, ellos querían ser parte de nuestra vida, y nosotros queríamos estar solos. Teníamos que tomar decisiones financieras. Teníamos que pensar en una carrera fuera del béisbol. Mis padres insistían en pensar de modo positivo, y se enojaban mucho cuando Janice o yo hablábamos de la realidad en términos médicos a la que los doctores nos habían expuesto.

Los Gigantes nos llamaron y querían saber de nuestros planes para el entrenamiento de primavera, el cual parecía tan improbable como un viaje a la luna.

Cada día íbamos a ver lo que los trabajadores hacían en nuestra casa. Caminaba despacio por los cuartos, cojeando con el bastón, imaginando lo que sería la vida allí. La obra iba muy despacio.

Aunque todo parecía triste, y lo era, todavía existía una luz de verdadera esperanza. Descubrimos que nuestra fe era real.

Uno siempre se pregunta lo que sería pasar por adversidades. Uno habla del amor de Dios, pero no puede evitar la pregunta: Cuando vengan los tiempos duros, ¿podré sobrevivir? Descubrimos que sí, que la fe nos ayudó a soportar las dificultades, día tras día.

El primer domingo después de salir del hospital fuimos a la iglesia. Llegamos, a propósito, un poco tarde, para no tener que saludar a demasiadas personas mientras entraba cojeando con dificultad. Hallamos puestos en la hilera de atrás. Los hermanos nos daban miradas rápidas. Yo daba lástima, cojeando despacio con el bastón, y el brazo en cabestrillo. En el rostro se me reflejaba la batalla que estaba librando.

En nuestra iglesia, a veces tenemos un tiempo cuando cualquiera puede levantarse y dar testimonio de lo que le ocurre, ya sea para dar gracias a Dios o pedir oración. No pensaba participar, pero cuando otros comenzaron a hablar, decidí que tenía que decir algo. Me puse en pie despacio, sostenido con el bastón.

— Quiero alabar a Dios por sus oraciones.

Hablé muy despacio porque, tan pronto como me levanté, perdí el control de mis emociones.

— Quiero que sepan lo que significó que ustedes estuvieran orando por mí.

Se me quebraba la voz. Me esforzaba por mantener el control y, de repente, comencé a llorar. Era la segunda vez en esa semana, y esta vez en público.

— Durante toda la semana en el hospital, tuve una gran sensación de paz. Sentía la presencia de Dios conmigo. Sabía que mi fe y sus oraciones eran mi mayor auxilio.

Janice, sentada junto a mí, estaba quebrantada. Mientras yo derramaba unas pocas lágrimas, ella estaba convertida en una fuente. Me había visto llorar sólo una vez antes, hacía muchos años, cuando ella había roto nuestro compromiso y yo sabía que sólo las lágrimas la harían cambiar de opinión. A menudo le había dicho, en broma, cuánto esfuerzo me había costado derramar esas lágrimas.

Ahora lloraba en la iglesia. Eran lágrimas de agradecimiento, no de tristeza.

— He llegado a sentir que si no vuelvo a jugar béisbol nunca, no importa.

Scott y Kathy Garrelts, dos de nuestros mejores amigos de los Gigantes, vinieron a visitarnos. Pasaban por nuestra ciudad y se detuvieron para pasar un día tranquilo con nosotros. Scott no es una persona muy locuaz y el verme caminar con dificultad como un inválido lo conmovió. Me miraba seguido y en silencio.

El fue conmigo a la terapia. Yo había tenido la fortuna de encontrar a Ken Johnson, un fisioterapeuta que había trabajado con el doctor Bergfeld en la clínica *Cleveland* y ejercía en la cercanía. Scott se quedó mirando mientras Ken le hacía una serie de ejercicios a mi brazo. El tenía que hacerlo todo por mí, como si estuviera trabajando con un maniquí grande y flojo. Al regreso Scott no dijo mucho. Más tarde le dijo a Atlee Hammaker que yo no era el mismo Dave de antes.

Hablaba con Atlee con bastante frecuencia. Hablábamos de béisbol, y de las noticias que hubiera en el periódico sobre canjes y agentes libres, pero al tratarse de la vida personal, no tenía mucho qué decir. Recuerdo un día triste de noviembre cuando Atlee me preguntó qué estaba haciendo. Todo lo que pensé fue que pasaba horas junto a la ventana, mirando un edificio que estaba en obra al otro lado de la calle. Eso era todo. Atlee no podía creer que hablaba con Dave Dravecky.

Me dieron cierto ánimo cuando me examinaron los puntos en la clínica *Cleveland* dos semanas después de la cirugía. Mencioné los dolores de cabeza, y me enviaron a un neurólogo que en seguida los diagnosticó y me dio una droga fuerte para quitarlos.

Lo divertido fue ver al doctor Muschler. Antes que él entrara, uno de sus residentes jóvenes me examinó. Me pidió que levantara los brazos. Pude, con cierto esfuerzo, ponerlos por encima de la cabeza. La sorpresa se reflejó en todo su rostro.

— Espere hasta que el doctor Muschler vea esto, — me dijo.

Cuando el doctor Muschler entró no hice todo lo que podía hacer. Sólo esperé hasta que me pidió que levantara los brazos. Entonces los levanté despacio por encima de la cabeza. No me desanimó su reacción.

— Eso es asombroso, — dijo.

Cuando me pidió que yo tratara otros movimientos fue más desanimador. El peor fue uno muy sencillo en el cual, con las manos a los lados, yo traté de mover el brazo izquierdo hacia atrás. Empujé y me esforcé pero no lo pude mover más de dos pulgadas.

Sin el músculo deltoides funcional, había perdido ciertas clases de movimiento. El propósito de la terapia era volver a entrenar el hombro para que usara otros músculos; pero no había garantía de que todo el alcance del movimiento se recuperaría. Mucho dependía de mi motivación.

Trabajé duro. Un día, unas tres semanas después del examen de los puntos, volví a casa de la terapia y hallé a Janice lavando los platos. La cocina de mi mamá está un poco más alta que un comedor pequeño que da frente al patio de atrás. Entré por allí y me quedé mirando a Janice.

— Oye, tengo que mostrarte algo — le dije.

— ¿Sí?

— Sí. Mira esto.

Con la mano izquierda, alcancé despacio el bolsillo de atrás de los pantalones. Saqué la billetera y la puse sobre la mesa, donde siempre la pongo al llegar a casa.

Janice daba saltitos de júbilo, con las manos juntas al frente. — ¡Oh, qué bueno! — dijo. Era el movimiento del cual el doctor Muschler había dicho que tardaría meses de rehabilitación para recuperar.

— Eso no es todo. Mira esto.

Entré al área de la cocina, donde ella podría verme con claridad, y me quedé un momento acariciando una pelota imaginaria en la mano. Luego, con lentitud y deliberación, hice mi movimiento de lanzamiento. Afirmar el pie, levantar las manos al pecho, girar, levantar la mano detrás de la oreja y lanzar. Mi movimiento se sentía como siempre, más lento y doloroso, pero esencialmente el mismo.

Janice tenía la mirada fija. Las lágrimas brotaban en sus ojos. Nos abrazamos.

— No puedo creerlo, — me dijo.

Aquel fue el día cuando de veras comenzamos a tener esperanza de que yo volvería a lanzar.

13

¿Recuperación completa?

El dieciocho de noviembre, seis semanas exactas después de la operación, nos trasladamos a nuestro nuevo hogar. Fue un día hermoso y cálido, y casi fragante para noviembre. Tiffany y Jonatán estaban fascinados con el camión de mudanza. Pasaron casi toda la mañana entrando y saliendo de él. Yo cojeaba contento por la casa con el bastón, regocijando la vista en los muebles que no había visto desde que habíamos salido de San Diego en julio.

Después de esas semanas en "el calabozo", la casa nueva parecía tan grande como un gimnasio. Es de dos pisos con mucha luz, aireada y abierta. Me daba una maravillosa sensación de espacio.

Mientras pasábamos las cosas, los plomeros terminaban su obra. De repente oímos unas gotas de agua, y luego vimos una cascada que caía del techo de la cocina, por la alarma de humo. Pronto, el agua caía por toda la casa. Los plomeros subían y bajaban, gritando, pero Janice y yo no dejábamos de reirnos. Nos parecía chistoso.

Alguien dijo que no podían creer que nos estuviéramos riendo.

Janice dijo:

— ¿Por qué no — dijo Janice— ? Algún día, dentro de unos diez años, todos pensaremos en esto y nos reiremos. Bien podemos comenzar ahora.

Nuestra casa parecía muy bonita para dejar que algo tan minúsculo como un problema de plomería le quitara atractivo. Nos sentíamos felicísimos de vivir por fin en nuestro propio hogar. Parecía un nuevo comienzo.

Una recuperación completa? Sólo unas pocas semanas antes la idea hubiera parecido ridícula. Los médicos nos habían dicho que lo olvidáramos, y cualquiera que me hubiera visto después de la operación habría estado de acuerdo. Cuando los Gigantes llamaron para preguntar sobre mis planes para el entrenamiento de primavera, Janice se había sentido molesta.

— ¿Por qué no lo dejan en paz?

No obstante, después de mostrarle a Janice el movimiento de alcanzar la billetera y del lanzamiento, las posibilidades y esperanzas parecían haber brotado como los narcisos en mayo. Ya nos preguntábamos: "¿Qué si . . . ?"

En realidad, nos adelántabamos mucho. Había sacado la billetera del bolsillo de atrás, pero eso era muy diferente de lanzar en el béisbol de las grandes ligas.

Cuando había comenzado la terapia, el doctor Muschler nos había advertido que no buscáramos la luz al fin del túnel.

— No piense si va a jugar béisbol o no. Concéntrese en recuperar el uso normal del brazo. Cuando lo consiga, piense en recuperar la fuerza del brazo. Cuando tenga fuerza, trate de desarrollar los músculos para arrojar la pelota de béisbol. Entonces, si lo logra, concéntrese en arrojar la bola. Tómelo en secuencia. No procure adelantarse a ver todo. Concéntrese en el esfuerzo de cada día.

Supongo que la mayoría de las personas que no han pasado por terapia de rehabilitación piensan que no es gran cosa. Para mí fue agotadora mental y físicamente. Fue un trabajo exigente, pero a menudo parecía trivial y sin sentido. Comenzó cuando Ken sólo sostenía mi brazo y le hacía una serie de movimientos. Luego hice ejercicios con una pesa de una libra en la muñeca. Durante una hora movía esa pequeña pesa de una libra. Al concluir la hora me sentía exhausto.

Pasé muy despacio a pesas de dos, tres, cuatro y, por fin, cinco libras. Trataba de olvidar el resultado. No podía saber a dónde me llevaría. Todo lo que sabía era que tenía un trabajo que hacer. Estaba dispuesto a poner toda la energía y agotar todos los medios para recuperar tanto uso de mi brazo como fuera posible.

Soy atleta profesional y, por definición, eso significa que no sólo he tratado de tener el control de mi destino sino que, por lo general, he tenido éxito. Nadie más creía que yo llegaría a las grandes ligas, pero tomé el destino en mis manos, por lo menos así lo pensaba, y lo logré.

Sin embargo, con cáncer había muchísimas cosas que no podría controlar. No podía sólo pensar de modo positivo e imaginar el éxito y hacer que el brazo funcionara como si tuviera un deltoides entero. Quería recuperarme y volver a jugar, pero el deseo solo no lo lograría.

A veces, por períodos largos, parecía que no progresaba nada. Janice tenía que hablarme para que insistiera. A veces tenía que empujarme para que fuera a mis sesiones de terapia. Siempre me sentía mejor cuando volvía a casa después de los ejercicios, sabiendo que había hecho lo que podía.

Yo era bastante realista para saber que las probabilidades estaban en contra de mi regreso al béisbol. Sabía que tal vez no lo lograría. Creía que mi parte era hacer todo lo posible y hacer el mayor esfuerzo. Entonces, si no podría lanzar, Dios tendría otras cosas mejores para que yo hiciera. Mi fe en la persona de Dios me quitaba el temor al fracaso, y eso no es fatalismo sino confianza. La confianza me ayudó a trabajar duro y a no preocuparme del resultado.

Quizás debiera mencionar que estaba trabajando en la oscuridad. Por supuesto, la gente de Youngstown me conocía y siempre estaba interesada, pero no oía mucho de los periodistas de afuera durante el invierno. La mayoría, al saber que me habían operado de cáncer del brazo de lanzar, probablemente sintieron lástima por mí; pero, en la mente, me quitaron de su lista, con una excepción. Un periodista de San José, California, el señor Tim Cowlishaw, vino en avión poco antes de la Navidad y pasó un día conmigo. Fue a la terapia y observó mis ejercicios. Hablamos durante varias horas.

A Janice y yo nos sorprendió mucho que él hubiera venido de tan lejos. Nos sorprendimos aun más cuando vimos el artículo. Empezaba en la primera página de la sección de deportes de la edición del día de Navidad, y ocupaba cuatro columnas. El titular decía: "Todo lo que necesita es un milagro." Lo más extraordinario era que el artículo mencionaba extensamente mi fe en Jesucristo. Con anterioridad, los periodistas no la hubieran considerado noticia. De alguna manera, cuando apareció el cáncer, la fe fue noticia.

Cuando llegó la Navidad ya estaba muy animado por la recuperación. La pierna se sentía bien. Había recobrado todo el movimiento del brazo, aunque todavía estaba un poco débil. El lunes nueve de enero debía ver a los médicos de la clínica *Cleveland*. Sabía que los sorprendería. Gozaba al pensar que los asombraría. Eso me queda de mi época de desconocido.

Janice y yo fuimos a la clínica con Ken Johnson, mi terapeuta. Estábamos emocionados, pero sentíamos mucha incertidumbre. Habíamos invertido mucho en mi recuperación. También lo habían hecho los médicos que íbamos a visitar. Nosotros sabíamos ciertas cosas de la reacción de mi cuerpo que los doctores desconocían, y estos conocían los informes médicos que no teníamos. Las dos semiesferas estaban a punto de juntarse.

Caminábamos rápido por los pasillos aireados y modernos, de vidrio y acero, de la clínica. Pronto estuvimos en un pequeño cuarto de examen, en espera de los médicos. La comitiva del doctor Bergfeld llegó primero, compuesta de residentes jóvenes con sacos blancos y corbatas, todos animados y alegres.

Janice se sentía pequeña, sólo mirando desde el rincón para ver lo que pasaría. Cada vez que yo progresaba, ella me animaba, pero no se podía permitir nunca demasiado optimismo. Al considerar el futuro, ella veía demasiados obstáculos, pero se había contagiado del entusiasmo que yo sentía.

— Bueno, Dave, muéstrenos los movimientos. Todo lo que puede hacer — dijo un médico:

Me porté como un artista. Primero hice los movimientos que sabía que no los sorprendería, como pasar la mano por encima de la cabeza. Luego ejercité los movimientos que sabía que los sorprendería, como comenzar con la mano al lado y empujarla derecho hacia atrás, o levantarla derecho hacia afuera.

Conseguí la reacción que buscaba.

— Magnífico, Dave. Muy bien. Impresionante.

Lo divertido comenzó en realidad después que ellos salieron y entró el doctor Muschler. Estaba amistoso y simpático y, como antes, me daba mucha seguridad. Después de la conversación de rigor, me examinó el brazo y me pidió que le mostrara lo que podía hacer. No dijo nada hasta que llegué al punto de empujar el brazo hacia atrás, desde la posición a mi lado. Podía avanzar tanto con el brazo izquierdo como con el derecho.

—¿Cómo está haciendo eso? — Muschler preguntó.

Se acercó y me puso las manos en el hombro.

— Hágalo, Dave.

Entonces lo hice.

— Hágalo otra vez.

El sentía la función de los músculos, tratando de comprender cómo movía el brazo. En voz baja y pensativo dijo:

— Debe estar usando los laterales.

Luego dio un paso atrás y se quedó mirándome, como para descubrir un truco. Se dirigió a una silla en un rincón del cuarto y se sentó sin hablar, a menos que alguien le preguntara algo.

El doctor Bergfeld volvió con sus acompañantes. Había cinco médicos en ese pequeño cuarto, más nosotros tres. La presencia exuberante del doctor Bergfeld parecía tomar el espacio de dos o tres personas más.

— Bien, Dave, ¿cómo te sientes? — preguntó.

Le dije que muy bien, y le mostré los movimientos. Le dijo entusiasmado al doctor Muschler:

— ¿Ves? Te dije que no se trataba de un individuo común y corriente. Es atleta, y los atletas son diferentes.

El doctor Muschler seguía sentado en su rincón y dijo:

— Estoy muy impresionado.

— Doctor — le dije —, es por el excelente trabajo que me hizo. Muchas gracias.

Todos hablábamos al mismo tiempo y nos felicitábamos. Luego vino una pausa. El doctor Bergfeld miró al doctor Muschler y lanzó la bomba:

— ¡Pues, pongámoslo a lanzar! ¿Qué piensas, George? ¿Puede lanzar?

¿Lanzar? Todos esos meses ni había tomado en la mano una pelota de béisbol. Ni una vez había acariciado esa esferita blanca en la mano ni sentido su peso sólido y blando. El doctor Muschler me había advertido que no arrojara nada. No había tomado una piedra para arrojarla a un árbol, ni tirado un pedazo de papel a un cesto de basura. Sólo había hecho los ejercicios con las pesas para la muñeca; pero ¿lanzar? ¡Lanzar!

Janice, al escuchar que el último obstáculo se venía abajo, casi explota de la emoción.

El doctor Muschler, no obstante, fue precavido. Dijo que el húmero estaba muy frágil debido a la congelación para matar las células cancerosas. Una parte considerable del hueso había muerto y se estaba reparando.

Todas las radiografías indicaban que la sanidad iba bien, pero entrábamos a una zona desconocida. El doctor Muschler dijo que cuando se congelaban los huesos enteros, podrían fracturarse dentro de uno o dos años después de la cirugía. El mío se recuperaría más rápido pues sólo habían congelado una superficie del hueso.

Al médico le preocupaba que si avanzábamos demasiado rápido, la parte muerta del hueso podría agrietarse antes de que el resto del hueso se hubiera puesto bastante fuerte para resistir. Todo el hueso podría partirse. Pensaba que necesitábamos actuar con mucho cuidado, aumentando gradualmente el nivel de mi actividad. Aun así nos arriesgábamos. No había otros casos que sirvieran de ejemplo. Nadie había tratado nunca de lanzar pelotas de béisbol a ciento cincuenta kilómetros por hora después de que le congelaran un hueso, mucho menos sin el deltoides.

El doctor no creía que yo podría lanzar con fuerza antes

de abril. Pensaba que teníamos que esperar seis meses a que
sanara el hueso.

— Entonces, ¿no puede entrenar en la primavera? ¿No
cree que él podría ir y hacer ejercicios fáciles? — preguntó
el doctor Bergfeld

El doctor Muschler pensaba que si yo iba al entrenamiento de primavera, con todos mis compañeros de equipo,
tendría la tentación de decir: "Olvídate de esos médicos", y
adelante. El tenía razón.

El doctor Bergfeld bromeaba. El entiende a los atletas y
sabía lo que era el entrenamiento de primavera. Se rio y
dijo:

— Vamos, doctor, este muchacho necesita unas vacaciones. Tenemos que recomendar a los Gigantes que él vaya al
entrenamiento de primavera para que tenga unas vacaciones allí. Tal vez debiéramos recomendar que fuera a algún
lugar como las Bahamas. El muchacho ha estado trabajando duro.

— Pues quizás pueda ir para la última semana — dijo el
doctor Muschler —, pero no quiero que interrumpa la terapia.

Yo sólo miraba y escuchaba mientras esos dos grandes
médicos hablaban de mi tratamiento. Me mandarían a
hacer lo que decidieran. Por primera vez los médicos hablaban como si el béisbol fuera una posibilidad para mí.

Al fin decidieron que me permitirían empezar a arrojar una pelota de fútbol norteamericano. Explicaron que
debido al peso de esa pelota, yo no podría alcanzar la
velocidad que lograría con una pelota de béisbol. Una
velocidad menor me protegería el hueso de la fuerza
enorme que se desarrolla al soltar una pelota de béisbol.
La pelota de fútbol es más complicada en cuanto a la
mecánica del lanzamiento. Hay muchísimas maneras de
arrojar una pelota de béisbol, la mayoría incorrectas, pero
si uno va a lanzar una pelota de fútbol en espiral, debe
saber hacerlo bien. Los médicos creían que con la pelota
de fútbol sería menos probable que se le pusiera una
presión indebida al brazo.

El doctor Muschler me advirtió muy seriamente que le

pusiera atención a lo que sintiera en el brazo.

— Cualquier dolorcito que sienta podría ser indicio de una pequeña fractura. Al sentir el dolor más ligero que sea debe parar inmediatamente. No trate de seguir trabajando si tiene dolor. Si se trata de una fractura, lo retardará seis semanas, pero si es una rotura, lo retardará un año entero.

Cuando terminamos de repasar los detalles de mi programa de entrenamiento, el doctor Bergfeld le hizo al doctor Muschler la pregunta principal:

— Doctor, si todo va bien y Dave sigue este programa, ¿cuando cree usted, tentativamente por supuesto, que podría estar vigoroso y listo para competir?

Ese no era el tipo de preguntas que le gustaba al doctor Muschler, por eso me sorprendió su respuesta:

— Tal vez en julio, si todo va bien.

Salí de la clínica *Cleveland* con bastante adrenalina para lanzar en la Serie Mundial.

Al día siguiente le pedí a mi hermano Rick que viniera después del trabajo. Es un año menor que yo y trabaja en el negocio de la familia. Tiene el pelo oscuro y pómulos salientes; parece un actor de cine.

Tomé la pelota de fútbol y salimos a la entrada del garage.Era un atardecer frío y el sol ya había desaparecido entre los árboles detrás de la casa. Le advertí a Rick que no hiciera tonterías ni arrojara la pelota muy duro, porque el hueso del brazo estaba frágil y tenía que tener cuidado. Le dije que se apartara unos diez metros, tomé la pelota y la arrojé.

Era una sensación extraña, primero que todo, arrojar después de tantos meses. El arrojar algo era mi vida, lo que hacía mejor y con más frecuencia. En todo ese tiempo no había lanzado ni una vez.

El hombro se sentía raro. Se notaba que faltaba algo. Cuando los músculos se templaban podía sentirlos, porque la mitad del deltoides no estaba allí para templarse con ellos. Podía sentir el vacío.

Hice cinco lanzamientos cortos y volví a entrar a la casa.

Eso era todo lo que los médicos permitían a los principiantes.

Para fines de enero, estaba dedicado a los ejercicios completos, montando en la bicicleta de ejercicios, levantando pesas, arrojando la pelota de fútbol tres veces a la semana, cada vez a mayor distancia. Me sentía muy bien. Después de todos esos meses de inactividad, me alegraba de volver a sudar con los ejercicios.

También me sentía enjaulado por el largo invierno. Janice y yo habíamos decidido que necesitábamos irnos de vacaciones. Sacamos los niños de la escuela y nos fuimos muy entusiasmados hacia el sur. Era la primera vez que la familia iba de vacaciones.

Fuimos primero a Anderson, Carolina del Sur, donde vive Randy, el hermano de Janice. Nos quedamos con él y su familia un par de días, y seguimos para Knoxville, Tennessee. Allí viven Atlee y Jenny Hammaker cuando no es la temporada de béisbol. Desde que los conocimos nos han hablado de su lugar apartado y aislado de todo lo demás. Nos habían mostrado fotografías. Un par de años antes, Scott y Kathy Garrelts habían ido a visitarlos durante unos pocos días y se quedaron dos semanas. Por fin, íbamos a conocer ese lugar.

En las afueras de Knoxville me detuve en una gasolinera y llamé a Atlee para pedirle que me orientara. Me dijo dónde salir de la autopista y que me encontraría en un paradero de camiones. Llegamos al mismo tiempo. Atlee estaba en su camioneta con un perro perdiguero grande llamado Austin. Apenas nos saludamos, Atlee salió adelante de nosotros.

Seguíamos unos caminos del campo, alejándonos cada vez más de la gente a cada vuelta. Era un campo agrícola al pie de las colinas, y presentaba un panorama hermoso, aun en medio del invierno sin nieve. Descendimos por un camino largo que pasaba cerca de un lago, y luego Atlee volteó a la izquierda y subió derecho por una colina. Miré a Janice y le dije: "¡Qué belleza!"

En la cima de la colina estaba el hogar de los Hammaker.

Era una casa cómoda de estilo colonial, con columnas blancas y una vista de 360 grados de las montañas que la rodean. En realidad, la casa pertenece a los padres de Jenny. Los Hammaker poseen una propiedad junto al lago, pero todavía no han construido su casa. Viven con los padres de Jenny, cuando no es la temporada de béisbol.

Es una casa grande y cómoda, pero nosotros la llenamos. Scott y Kathy ya habían llegado, así que a los cuatro Dravecky les tocó la última alcoba.

Cuando entré, Scott estaba cocinando carne de venado para la comida. El olor llenaba la casa. Todos salieron y querían verme la cicatriz. La admiraron tanto que yo pensé que también debían verme la pierna. Como la fascia estaba abierta, el músculo brotaba apenas debajo de la piel como un tubo grande y feo. Me puse unos pantalones cortos e hice el desfile de modas médico.

Al día siguiente, les dije a Scott y Atlee que quería arrojar la pelota de fútbol un poco. Les advertí que el hueso estaba frágil. Tenían que tomar la situación con calma y no hacer tonterías.

Salimos al patio del frente y comenzamos a lanzar la pelota uno al otro. Hacía un día hermoso y claro de invierno. Muy pronto vieron que yo podía arrojar la pelota tan duro como ellos. Atlee dijo: "Olvídate de no hacer mucho esfuerzo, Dravecky", y comenzó a arrojar la pelota con fuerza. A partir de aquel día, dijo Atlee que sabía que yo iba a volver a jugar béisbol. Si yo podía arrojar una pelota de fútbol tan duro como él, sabía que también podría lanzar la pelota de béisbol.

Durante cinco días no hicimos casi nada. Todos vestíamos pantalones *jeans*, o piyama, y nos sentábamos alrededor del fuego a hablar. Corríamos detrás de los niños y hacíamos un poco de ejercicio. Jenny Hammaker tenía un nuevo bebé; se había caído recientemente y se había quebrado una pierna, por eso no se movía muy rápido. Mi hija Tiffany enfermó de la gripe poco después de nuestra llegada, y nos la pasó a todos los demás. No era posible tener mucha actividad. Lo que más disfrutamos fue el compañerismo.

Fue difícil quedarme en casa cuando todos los demás se iban al entrenamiento de primavera a fines de febrero. Hablaba con Scott y Atlee a menudo por teléfono, y se quejaban de que no era lo mismo sin nosotros. Habían tomado apartamentos en el mismo lugar otra vez, pero estaban un poco más separados, y parecía más difícil reunirse. Decían que nos extrañaban. Nosotros de veras los echábamos de menos.

A mediados de marzo, como dos semanas antes de comenzar la temporada, me dieron permiso de arrojar la pelota de béisbol por la primera vez. No debía lanzarla duro, pero por lo menos podía arrojarla.

Llamé a Bob Stauffer, mi pastor. El había estado arrojando la pelota de fútbol conmigo. Le dije que sacara el guante.

Bob había jugado béisbol en la universidad, era receptor, y lo habían reclutado para jugar, pero decidió ir más bien al seminario. Nos fuimos a la escuela secundaria *Canfield*, que tiene un gimnasio grande. Con la pelota de fútbol, había ido avanzando con Bob hasta una distancia de unos treinta metros, un tiro bueno y largo que podía hacer sin dificultad. También hice unos lanzamientos sentado en una silla y bastante bien. Sentía que el brazo estaba muy bien. La hora de arrojar la pelota de béisbol había llegado.

Sacamos los guantes, nos separamos unos veinte metros y comenzamos. Mi primera pelota fue derecho al suelo a unos ocho metros frente a mí. Rebotó y golpeó a Bob en la canilla. El se rio, levantó la pierna y me devolvió la pelota.

Estaba en mala forma. Esa es una sensación muy extraña para mí, un lanzador controlado. Hacía rebotar la pelota en las graderías, en las paredes y en casi todo. No estaba alarmado por eso. Se me había olvidado la manera de lanzar la pelota. Lo estaba haciendo sin sincronización.

Lo que me importaba era la sensación de sostener esa bola y dejarla ir. Quería lanzarla a través de una pared. Por supuesto, eso era un efecto de la adrenalina. Pensaba que sería muy afortunado si la hacía llegar hasta la pared.

Sin embargo, aunque el brazo estaba débil, la sensación

era fuerte. Claro que estábamos sólo en un gimnasio, jugando a los pases frente a una docena de estudiantes curiosos, pero yo sabía que no estaba tan lejos de arrojar en un partido de verdad. Quería volver a estar entre las líneas.

14

Posible retiro

Yo estaba tan ansioso de comenzar que fui a Arizona para los últimos dos días del entrenamiento de primavera, aunque la mayoría de los compañeros del equipo habían salido para partidos de exhibición en Nueva Orleáns. Me sentía feliz de ponerme los *spikes* y caminar al campo de juego. Encontré a Atlee, jugué un poco a los pases y corrí bajo el cielo azul de Arizona. Había unos pocos jugadores y entrenadores por ahí. Todos los que me vieron arrojar la pelota quedaron asombrados. Esperaban un lanzamiento cambiado y sesgado. Mi movimiento era el mismo de siempre.

Me sentía muy bien. Era la primera vez en un año que no sentía dolor. Y estaba de nuevo en la mundo del béisbol. Le contaba a todos los que me escucharan que estaba de vuelta. Les decía que lanzaría antes del verano.

Me sentí aun mejor al llegar a San Francisco y entrar al club de *Candlestick Park*, el estadio de los Gigantes. El club de los Gigantes no merece aparecer en una revista de arquitectura. Tiene alfombra de color anaranjado brillante (el anaranjado y el negro son los colores de los Gigantes) y, en el techo, tuberías de resistencia industrial, pintadas de blanco. Los vestuarios son divisiones bajas, como de un metro con veinte centímetros de ancho, pintadas de negro y blanco. Podría ser el cuarto de vestirse de una planta de la Chrysler pero, durante seis meses al año, es mi segundo hogar. Me sentía muy feliz de regresar.

Me hicieron sentir bienvenido al instante. El jardinero izquierdo Kevin Mitchell me examinó el brazo y dijo:

— Parece que un tiburón te arrancó un pedazo.

Mike Krukow, otro lanzador, se quedó mirándome y me dijo:

— Tienes muy mal aspecto.

Después de un minuto me sentí como si nunca me hubiera ido. No sé por qué los peloteros se tratan mal, pero por lo menos se maltratan por igual. Al entrar, uno soporta su maltrato como todos los demás.

Al día siguiente, fui a ver a Larry Brown, el fisioterapeuta de los Gigantes. Me sentía como un milagro viviente. Me puse a pensar que había tenido un año y medio de casi completo descanso. Tal vez así se extendería mi carrera de lanzador. En lo físico, siempre me he ido desarrollando despacio. En la universidad me decían "el lampiño", porque casi no tenía que afeitarme. Quizás voy a envejecer despacio también. Es probable que siga lanzando hasta después de los cuarenta, como Tommy John o Rick Reuschel.

La clínica de Larry Brown está situada en Palo Alto, en un vecindario muy poblado con una mezcla de apartamentos, casas viejas y negocios pequeños. El doctor Campbell, el médico del equipo, tiene su consultorio en el piso de abajo en el mismo edificio.

Larry y yo nos encontramos en el cuarto de terapia principal, una sala casi vacía con paredes de color amarillento y sin adornos, y varias máquinas de pesas esparcidas. El ni grita ni hace bromas. Toma su trabajo en serio. Nos conocíamos bastante bien, pues había trabajado conmigo durante la mayor parte de la temporada anterior, procurando ayudarme a sanar del hombro adolorido. Sabía que al realizar la terapia con Larry, tenía el mejor terapeuta, alguien que podría ser duro cuando yo necesitara un mayor esfuerzo. Entendía exactamente lo que yo podía hacer, y esperaba que lo hiciera todo.

Nos sentamos sobre una de las mesas de entrenamiento y empezamos a hacer planes en seguida, hablando de todo lo que me había sucedido desde mi operación. Larry me desinfló inmediatamente. El no es la clase de persona que le da a uno palmaditas en la espalda y le dice cuán grande es, y no se mostró impresionado por lo que yo había logrado. A Larry le preocupaba la cantidad de ejercicios que yo tendría que hacer. Al saber lo que los médicos le habían hecho a mi brazo y, como entendía las implicaciones fisiológicas, no podía ver una razón para entusiasmarse. Lo que él esperaba era sudor y más sudor.

— Dave, necesitas pensar como un campeón de boxeo que tiene seis semanas para prepararse para la pelea principal de su vida — dijo —. Sólo que en vez de un premio de seis millones de dólares, te entrenas para tener la oportunidad de volver a lanzar. Vas a tener que esforzarte como nunca antes. Tienes que esforzarte cada día como si nunca fueras a tener una segunda oportunidad.

Larry no trataba de sugestionarme, sino que me advertía. Dijo que quería trabajar conmigo cinco días a la semana. Como había hecho ejercicios con Larry antes, no me sentí muy animado. Los ejercicios de Larry son los más duros por los que he pasado jamás.

Me puse ropa para el gimnasio, esperando que comenzaríamos. Larry no me desengañó. Para probar mi fuerza, me hizo una serie de ejercicios para el brazo. Me sostenía la muñeca izquierda o el codo, y yo empujaba contra él en cierta dirección, al frente del cuerpo, o al lado, por ejemplo, con varias repeticiones. Larry pensaba que podía evaluar mejor mi fuerza de esa manera que con máquinas de prueba.

En algunas partes vio que no tenía nada de fuerza. Empujaba contra mi brazo y me decía:

— Sosténlo, Dave. Sosténlo ahí.

— Eso es todo lo que puedo, Larry — le decía con un gruñido y dejaba caer el brazo.

Después de los ejercicios, Larry y yo nos sentamos a hablar otra vez. Me dijo que nos esperaba un camino duro, aun más de lo que él había pensado. Creía que tal vez tendría que cambiar mi ejecución. Sin el deltoides, que mantenía el hombro junto, mi brazo podría salirse de su articulación. Una ejecución de brazo más corto le pondría menos presión al brazo cuando yo arrojara la pelota.

En todo caso, tenía el brazo muy débil. Si yo iba a lanzar una bola de béisbol, los otros músculos del hombro tendrían que ser bastante fuertes para compensar la ausencia del deltoides. Tenía un camino muy largo por recorrer.

Llegué a casa y me senté en la sala de nuestro apartamento. Cuando uno va volando alto puede aterrizar duro. Eso me pasó. No quería hablar, ni siquiera con Janice. Cuando le informé brevemente de lo ocurrido, ella también se puso sombría.

Hasta aquel día, nadie había dicho ni una palabra de desánimo. Los médicos se habían admirado de mi progreso. Mis compañeros de equipo se asombraron cuando me vieron lanzar, pero Larry, que me conocía el brazo y entendía la mecánica del lanzamiento de la pelota de béisbol tan bien como cualquier otro, me había arrojado un balde de agua fría. Yo esperaba un trabajo muy duro en las semanas y meses venideros, y Larry no se mostraba muy optimista acerca de mis oportunidades de éxito.

Yo no podía descartar su opinión. Había pensado lo mismo que él cuando me hizo los ejercicios. Le tenía mucho respeto a Larry. El era el que podría evaluar mejor mis posibilidades.

No me gustaba la idea de cambiar mi ejecución. Había necesitado años de práctica para poder entender mi ejecución, y sentir que podía hacer cambios en uno o dos lanzamientos. No quería meterme con eso, pues sería como aprender a lanzar con el brazo derecho.

Por fortuna para mí, presentaban una de las películas de *Rocky* aquella noche, y Janice me dio "permiso" de verla. Digo permiso porque a ella no le gustan los programas violentos de la TV, pero, como me vio tan desanimado, cedió. Me animé al ver a Rocky acabar con los antagonistas.

A la mañana siguiente volví a ver a Larry. Se veía muy profesional con camisa blanca y pantalones oscuros, y anteojos de sol. Me subí a la mesa y empezamos una serie de ejercicios de resistencia manual, como el día antes. Pronto Larry se detuvo. Yo pensaba que sabía la razón. Como antes, yo no podía resistir los ejercicios.

— Dejemos eso — dijo Larry con voz pesada —. No hay objeto en esforzarte más de lo que puedes lograr. Salgamos a lanzar a ver como te hace sentir.

Por lo que me había visto en el brazo, Larry no podía esperar mucho. Tal vez pensaba que le tiraría la pelota pesadamente. Sacamos los guantes y fuimos al estacionamiento pequeño y lleno de la clínica. Yo no había lanzado tres veces cuando Larry se detuvo.

— ¿Cómo haces eso? — me preguntó.

Su tono había cambiado por completo.

— No deberías poder lanzar así.

No era lo duro que lanzaba, sino el hecho que mi ejecución no había cambiado. Como me faltaba la mayor parte de un músculo principal del brazo, él suponía que mi ejecución se vería muy afectada.

Caminé hacia él, con el guante debajo del brazo.

— Larry, creo que entiendes de dónde vengo. En lo que a mí concierne, todo esto ha sido un milagro de Dios.

Larry dijo con rostro pensativo:

— Creo que no hay otra manera de explicarlo.

Seguimos lanzando.

Cuando terminamos volvimos a hablar. La actitud de Larry era diferente. Se veía mucho más confiado.

— Muy bien, vámonos — dijo —. Te vamos a poner en buena forma a pesar de todo. Tu ejecución es buena. No necesitará mucho cambio, si acaso alguno. Veamos que te fortalezcas y veremos lo que pasa.

Todas las mañanas, comenzando como a las nueve, hacía cuarenta y cinco minutos de ejercicios con Larry. Pronto, al fortalecerme, añadimos rutinas con pesas. Tres días a la semana lanzaba la bola. Cada día hacía ejercicios aeróbicos en la bicicleta de ejercicios.

Era un día de trabajo duro. A menudo otros que hacían terapia se detenían a mirar lo que hacíamos. Recuerdo que alguien comentó: "¡Larry, me alegro que no me haces trabajar tanto como a él!"

Solía regresar de la clínica como a la una de la tarde, completamente exhausto. Durante por lo menos una hora me hundía en mi sillón sin decir nada. Si alguien me perturbaba me ponía de mal humor.

Cuando el equipo jugaba de local iba al estadio por la tarde a hacer mis ejercicios de rutina allí. Todos los compañeros me animaban mucho. Decían que eran mis hinchas y que sabían que yo volvería a jugar.

Sin embargo, a fines de abril, comencé a preocuparme. Le dije a Janice:

— No consigo nada. Estoy estancado.

Había adquirido fuerza en el brazo muy rápido, mi potencia había aumentado muchísimo, pero eso no tenía mucho efecto en el lanzamiento de la bola. Sentía como si tuviera el brazo muerto. Se movía obediente en la ejecución del movimiento. No tenía energía ni vitalidad. Trataba de ponerle fuego a la bola, pero no lo hallaba.

En el estadio todos me daban ánimo, y no veía la razón de decirles que malgastaban sus energías; pero en privado, al hablar con Janice y Larry Brown, admitía que estaba preocupado. Era la primera vez que dudaba seriamente de la posibilidad de un regreso al béisbol.

Agradecía que Larry es realista. Al hablar con Larry se recibe la información sin rodeos. Le dije lo que sentía, y él no quiso añadir nada. No sabía cómo interpretar lo que ocurría. Me faltaba un músculo principal del brazo. Nadie había tratado jamás de lanzar sin el deltoides. Tal vez yo sentía el hecho fisiológico de que no había nada allí.

Entonces, después de dos semanas de incertidumbre, me comenzó a doler el brazo. No me dolía donde habían extraído el tumor, sino detrás del hombro. Al principio era sólo una rigidez menor, pero después de unos pocos lanzamientos, sentía que aumentaba el dolor.

En años anteriores hubiera tratado de soportarlo, pero Larry insistía en que fuera sincero con él acerca de todo lo que sintiera. El y los médicos necesitaban saberlo.

Larry me hizo reducir los lanzamientos, para ver si un esfuerzo menor me ayudaba. Sospechaba que quizás la fatiga contribuía a mis problemas. Nunca me esforzaba más de la cuenta; cuando me dolía el brazo, dejaba de lanzar. Pero el descanso no parecía cambiar las cosas. Me preguntaba si realmente me había recuperado de mis problemas del brazo en 1988.

El dolor empeoró. Larry me dio un par de días libres, para ver si mejoraba, pero cuando quise lanzar otra vez el dolor fue terrible.

En vez de los comentarios entusiastas y animadores de los compañeros de equipo, recibía miradas de lástima. Roger Craig pasaba y me preguntaba cómo iba todo, pero en la expresión triste de su rostro se notaba que no esperaba una respuesta sincera.

La fuerza no era el problema. Levantaba más peso en la banca que en toda mi vida antes. El problema era que no podía lanzar bien.

Larry fue a verme en el estadio un par de veces. La primera vez que lancé, me fue bastante bien. Tenía el hombro adolorido, pero podía hacer lanzamientos. La vez siguiente, un par de días después, sentía el hombro como si alguien le hubiera clavado una puntilla grande. Traté de sobreponerme al dolor durante unos pocos lanzamientos, pero el brazo se me puso más rígido. Tuve que desistir. Me sentía frustrado, pensando que todo el esfuerzo había sido inútil, y le dije a Larry que no podía seguir. Había llegado al fin de mi carrera.

Dos días después, entré al jardín a perseguir bolas y devolverlas al diamante; sólo lanzamientos fáciles y con pereza. Pero el hombro me dolía tanto que el dolor era insoportable. La bola hacía un arco de unos treinta metros antes de hundirse en la grama. Sentía el hombro paralizado por el dolor. Ya no podía lanzar.

Aquella tarde hablé con el doctor Campbell, quien me recomendó que suspendiera los ejercicios por completo. No servían de nada. Sugirió que fuera a la clínica de Larry tres veces a la semana para un tratamiento ultrasónico, y enfriamiento del brazo con hielo. Eso sería todo. Ni ejercicios, ni nada más. Sólo el tiempo diría si podría volver a lanzar.

Para mí, esperar es más difícil que cualquier cantidad de trabajo. Estaba en una bruma emocional. Los compañeros de equipo me tenían lástima, y yo también. Fui a

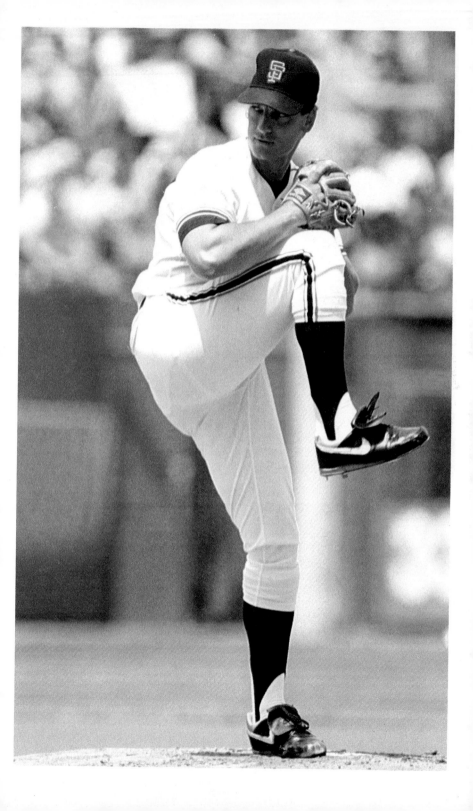

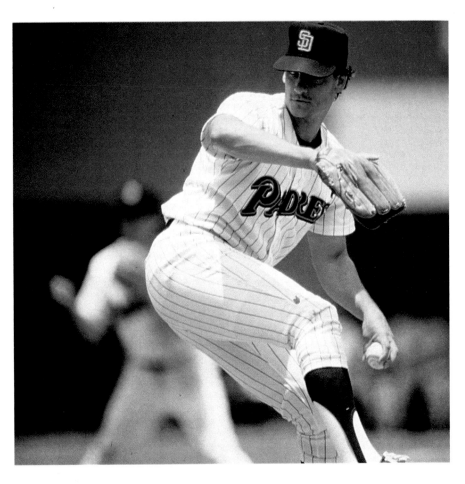

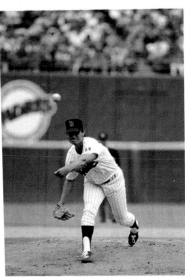

Pasé seis años en San Diego, de 1981 a 1987, y lancé en el campeonato de la Liga Nacional y la Serie Mundial de 1984 para los *Padres*.

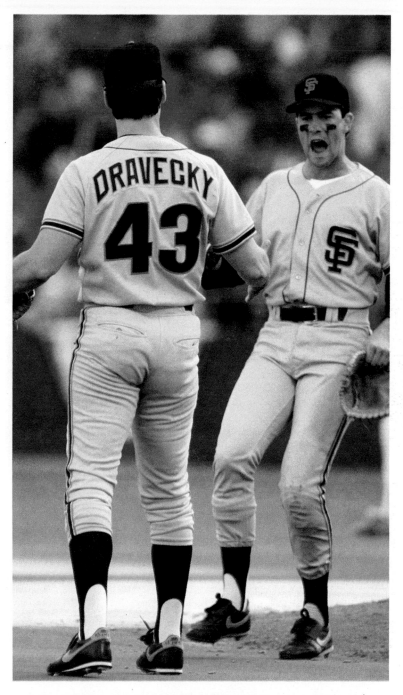

En julio de 1987 me trasladaron a los *Gigantes* de San Francisco que competían por el pendón del triunfo. Will Clark fue el primero en felicitarme después de mi victoria en el segundo juego del campeonato.

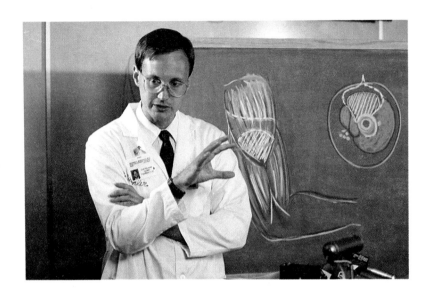

La euforia de jugar en un campeonato de liga apenas se había serenado, cuando me vi enfrentado a la dura realidad de la cirugía para extraer un tumor que se había vuelto algo más que un "estorbo".

Arriba – El doctor Muschler describe la operación a los periodistas. La extracción del tumor canceroso incluyó también la mitad del músculo deltoide.

Derecha – Poco sabía yo que la cirugía y la rehabilitación para mi regreso a las grandes ligas me daría notoriedad con los periodistas.

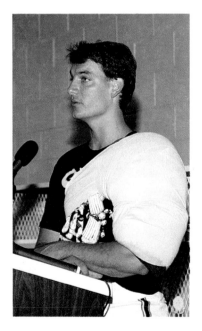

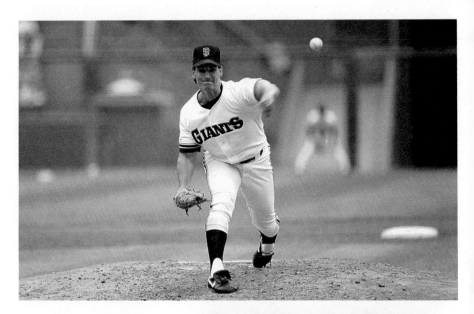

Agosto 10 de 1989 –
Roger Craig, el director
técnico, dijo: "Hoy vamos a
ver un milagro." Y en un
asombroso despliegue de la
gracia divina, ¡lo vimos!
Según el pronóstico, después
de la cirugía, yo ni podría
sacar la billetera del bolsillo
de atrás.... Al contrario, en
menos de un año, volví a
lanzar en las grandes ligas
contra los Rojos de Cincinnati.

El primer bateador, Luis
Quiñones, salió después de
mandar la bola alta al jardín
central con cuenta completa,
y llovieron los aplausos. A
partir de entonces y durante
siete episodios, sólo nos veían
a Terry Kennedy y a mí
jugando a los pases como si
no hubiera nadie más
alrededor. Me encontraba en
buena forma.

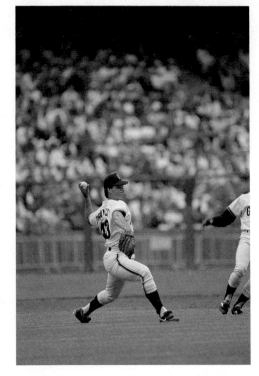

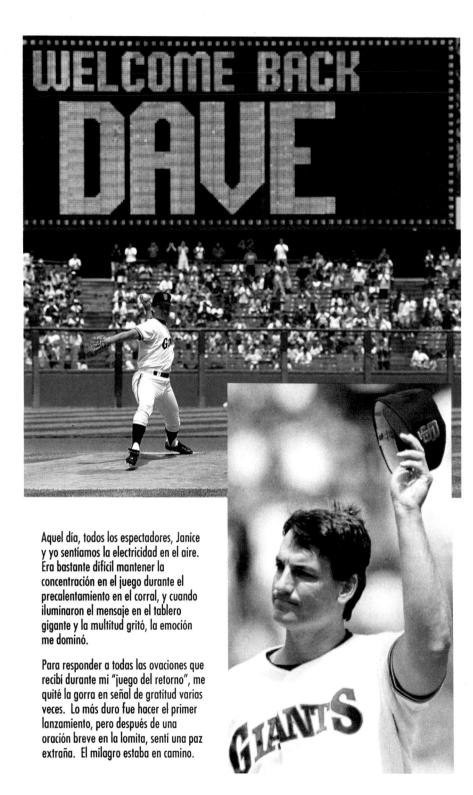

Aquel día, todos los espectadores, Janice y yo sentíamos la electricidad en el aire. Era bastante difícil mantener la concentración en el juego durante el precalentamiento en el corral, y cuando iluminaron el mensaje en el tablero gigante y la multitud gritó, la emoción me dominó.

Para responder a todas las ovaciones que recibí durante mi "juego del retorno", me quité la gorra en señal de gratitud varias veces. Lo más duro fue hacer el primer lanzamiento, pero después de una oración breve en la lomita, sentí una paz extraña. El milagro estaba en camino.

Aun mi bateo fue excelente aquel día para un lanzador. ¡Gané dos bases por bolas!

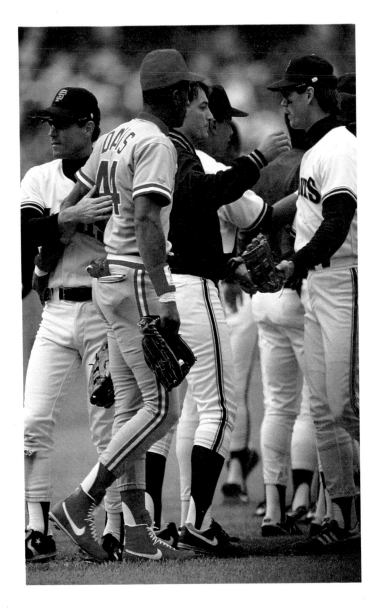

Roger Craig me sacó en la segunda mitad del octavo, pues ya tenía dificultad para jugar al principio de ese episodio. Pero les aseguro que no fui al vestuario. Nuestro lanzador decisivo, Steve Bedrosian, se enfrentó a tres bateadores solamente, y con mucha fuerza. En pocos minutos terminó el juego.

Me puse de pie antes del último batazo. Corrí a la lomita y comenzó la celebración. Aun los jugadores de Cincinnati me felicitaron. Los aficionados todavía aplaudían, y gritaban como si nunca fueran a parar, aun mientras yo salía del campo de juego.

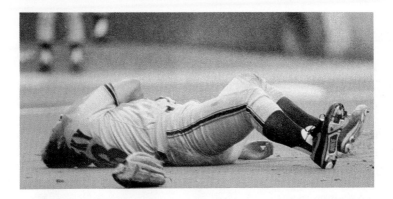

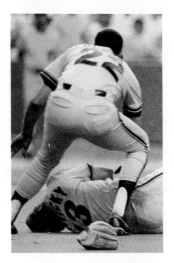

Agosto 15 de 1989 — Cinco días después del juego del retorno, yo debía lanzar en Montreal. Me alegraba de que las cosas estuvieran más tranquilas en ese juego lejos de casa. Había vuelto a la normalidad y era un juego normal. Es decir, hasta el sexto episodio.

En el primer lanzamiento a Tim Raines, se me volvió a complicar la vida. Sentí como si el brazo se me hubiera separado del cuerpo y salido volando hacia el plato. El dolor era increíble.

Will Clark fue el primero en llegar a mí mientras me retorcía y me quejaba, tratando de tomar aliento. Cuando me sacaban en camilla, supe que me había fracturado el brazo.

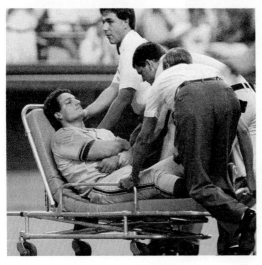

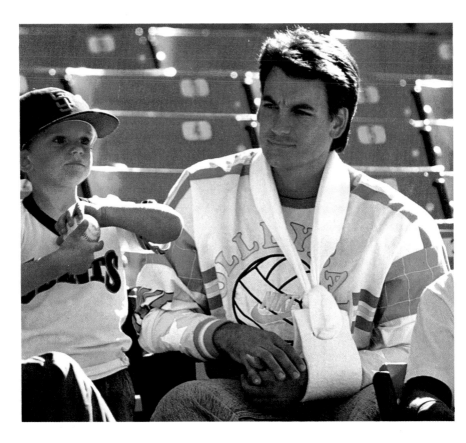

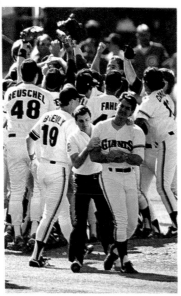

Arriba – Lo único que mi hijo Jonatán y yo pudimos hacer durante el campeonato de la Liga Nacional era mirar el entrenamiento desde la gradería.

Izquierda – Ganamos el campeonato en cinco juegos y no iba a perderme la celebración por nada del mundo. Tal vez debí habérmela perdido, ya que en medio del júbilo, volví a fracturarme el brazo.

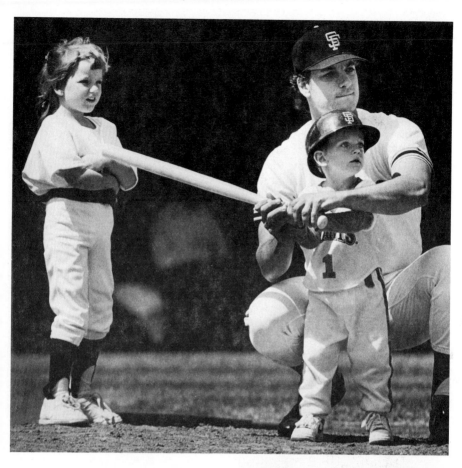

Arriba – Me encanta jugar a la pelota con mis hijos Tiffany y Jonatán.

La familia es uno de los mayores dones de que disfruto. Dios nos ha bendecido a Janice y a mí con ricas tradiciones y una oportunidad maravillosa para dejar un legado de fe a nuestros hijos. Una valiosa lección que aprendí en los últimos años es la importancia de mantener una perspectiva balanceada de la vida. A la larga, la familia tiene que ser una de las prioridades más altas.

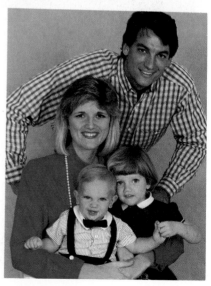

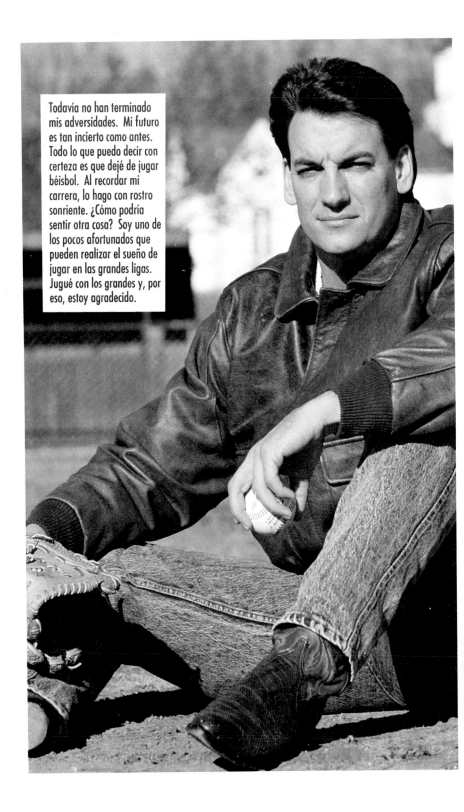

Todavía no han terminado mis adversidades. Mi futuro es tan incierto como antes. Todo lo que puedo decir con certeza es que dejé de jugar béisbol. Al recordar mi carrera, lo hago con rostro sonriente. ¿Cómo podría sentir otra cosa? Soy uno de los pocos afortunados que pueden realizar el sueño de jugar en las grandes ligas. Jugué con los grandes y, por eso, estoy agradecido.

hablar con Atlee un día y le dije:

— Si tengo que retirarme, ¿todavía serás mi amigo? ¿Me volverás a invitar a tu casa de Tennessee?

— ¿Por qué hablas de retiro? No estás listo para eso — dijo.

Yo no estaba tan seguro. Nick y Lee Hoslag, cuyo centro de aptitud física había usado para ejercicios en San Diego, vinieron a visitarme en su aniversario. Son amigos íntimos y los respeto mucho. Me insistían que abandonara todo esfuerzo.

— ¿Qué tratas de probar, Dave? — preguntó Nick —. ¿No te das cuenta de que el esfuerzo de lanzar puede agravar las células cancerosas que queden allí? ¿Por qué insistes en continuar tu carrera con esa clase de riesgo? ¿No sabes que tienes que cuidar de tu familia?

No le supe responder. No me estaba comunicando muy bien, ni siquiera con Janice. Tampoco me estaba comunicando conmigo mismo.

A Janice nunca le había gustado la manera en que el béisbol afectaba nuestra vida familiar. A ella le gusta planificar, y la incertidumbre de nuestra vida entonces la volvía loca. Se preocupaba por lo que yo le hacía al brazo. ¿Arriesgaba yo una recurrencia de cáncer por un regreso al béisbol que nunca podría ser? No obstante al mismo tiempo se preguntaba por qué Dios había abierto tantas puertas sólo para cerrar aquella. Cuando habían ocurrido tantas cosas milagrosas, ¿nos daríamos por vencidos tan pronto? Janice se preguntaba una y otra cosa. No sabía que hacer, ni yo tampoco.

Sin embargo, Janice me pidió que solicitara un favor especial del equipo:

— Pregunta si podemos ir contigo de viaje. A ver si te dejan ir como de vacaciones.

Los Gigantes tienen un estatuto que permite que los jugadores lleven su familia a dos viajes con equipo durante el año. Son, por lo general, muy divertidos, pues uno se queda en hoteles de lujo y tiene la oportunidad de ver el país con la esposa y los hijos. Esperábamos un viaje que pasara por Pittsburgh. Teníamos planes de quedarnos en nuestra casa de Youngstown unos pocos días.

El viaje empezaría el dos de julio. Según el plan original del doctor Muschler, yo debía estar preparándome entonces para lanzar, pero a principios de junio, mientras descansaba y me preguntaba cuál sería mi futuro, el viaje con el equipo era improbable. Tal vez nunca ocurriría si me seguía doliendo el brazo. Janice pensaba que el viaje sería nuestra última oportunidad. Quería que los niños disfrutaran de tal experiencia. Ella acumulaba los recuerdos.

Yo no estaba dispuesto a acumular recuerdos. Hubiera sido más sencillo, pensaba, seguir ese método. Si esto sería el fin de mi carrera, estaba bien hacer planes, ir a los últimos viajes y despedidas; pero, ¿era realista? Nadie sabía de veras. Nadie había pasado por lo que pasaba yo. No había un patrón predecible, porque el mío era el primer caso.

Mi incertidumbre terminó un día después que Janice recibió una llamada del director atlético de una universidad estatal en el medio oeste. Le dijo que quería hablar conmigo sobre un empleo como entrenador.

A Janice le pareció que la llamada era una respuesta del cielo. Anotó el número y me dio la información cuando volví a casa. A menudo habíamos hablado de cuánto me gustaría ser director técnico a nivel universitario.

No dije mucho. Puse el número a un lado y le dije que llamaría, pero no lo hice. Sólo sabía que no estaba listo, aunque no entendía con claridad el por qué.

Janice me recordó que debía devolver la llamada. Lo dejé para después. Al día siguiente, ella me recordó otra vez:

— ¿No quieres llamarlo? De veras pienso que deberías llamarlo.

Lo volví a dejar para después. Al tercer día todavía me insistía hasta ponerme molesto:

— David, en realidad no entiendo por qué no lo llamas. ¿Por qué no hablas siquiera con el hombre?

Entonces, supe de repente cómo me sentía.

Le di una mirada dura y dije:

— No me descartes todavía.

Sabía que eso la heriría. Janice siempre ha sido mi mayor apoyo. No necesariamente mi mejor hincha, pero siempre mi mejor apoyo. Janice me animaba todo el tiempo porque el béisbol era la carrera que yo había escogido, no porque, aparte de mí, significara mucho para ella.

Cuando estábamos en las ligas menores y alguien decía que yo no tendría éxito, nunca le importó mucho. Ella creía que yo llegaría a las grandes ligas si tenía la oportunidad; pero su mente de contadora le decía que yo bien podría no tener esa oportunidad. Conocíamos a muchos jugadores buenos que, debido a lesiones o falta de oportunidad, nunca lo lograron. La reacción de Janice era siempre: "Pues, si es así, me parece bien. No me casé con él por el béisbol."

Mi mamá no estaba muy de acuerdo con Janice al respecto. Se quieren mucho, pero en cuanto a mi vida en el béisbol tienen sus diferencias. Mi mamá siempre me ha apoyado y animado. Le importaba que yo tuviera éxito en el béisbol. No entendía por qué a Janice no le importaba.

Cuando yo había vuelto a San Francisco después de ganar el partido de apertura en Los Angeles, mi mamá y Janice estaban en las graderías juntas para ver el partido de apertura en casa de los Gigantes. Cuando presentaron el equipo a los aficionados, me aplaudieron de pie. Mi mamá se volvió a Janice y le dijo:

— Y tú pensabas que él nunca lo lograría.

En eso pensábamos Janice y yo cuando le dije: "No me descartes todavía." Y quería decir más con eso. Todo el invierno, cuando había estado entrenando y fortaleciéndome día tras día, había dicho que exploraría todos los caminos y agotaría hasta lo último de mi energía para volver al béisbol. Si después de hacer todo lo posible no podía verdaderamente volver a jugar, podría aceptar de buen talante el fin de mi carrera en el béisbol.

No creía que hubiera llegado a tal punto todavía y, la verdad es que Janice tampoco lo creía.

15

Ventilemos esta pelota

Durante un mes no hice más que pedalear en la bicicleta de ejercicios. Iba a las prácticas y a los partidos, me ponía el uniforme, pero ni siquiera podía jugar a los pases. No me sentía como un verdadero jugador de béisbol, sino como un fantasma. Estaba atrapado entre dos mundos, el del béisbol y el verdadero de afuera, y no sabía a cuál me dirigía.

El equipo se desempeñaba bien y se mantenía adelante en la división. Jugaron partidos muy reñidos, perdieron algunos muy mal y ganaron otros de modo asombroso. Para los cardíacos debe haber sido difícil ver los partidos de los Gigantes.

Mi compañero Scott Garrelts, que había sido *catcher* suplente durante el entrenamiento primaveral, se había convertido en titular con una actuación excelente. Kevin Mitchell bateaba cuadrangulares al ritmo de Babe Ruth. Rick Reuschel, ya casi de cuarenta años de edad, daba lecciones de lanzamiento cada vez que abría un partido. Will Clark estaba mandando la pelota a todas partes del campo, y con brillo en los ojos y los puños cerrados pasaba por la primera base una y otra vez.

Todo eso significaba que los Gigantes no pasaban mucho tiempo pensando en Dave Dravecky. Cuando uno se lastima y al equipo le va mal, la gente suele decir: "Si tan sólo estuvieras sano." Me habían dicho eso en 1988; pero cuando uno se lastima y el equipo está en primer lugar, la gente se olvida de uno. Es obvio que uno no es el ingrediente decisivo que falta.

Rick Reuschel se me acercó un día para hablar. Papi, como lo llaman, rara vez tiene mucho qué decir, pero cuando habla le pongo mucha atención.

— Dave, sé lo que es recuperarse de una lesión. Hay veces cuando uno está seguro de que no progresa nada. Hay que tener paciencia. Si uno sigue esforzándose, puede superar los obstáculos poco a poco y llegar al nivel siguiente. No te des por vencido. Sé paciente.

La paciencia no se logra con facilidad. Estaba cansado de esperar. Quería moverme en cualquier dirección.

Durante la segunda semana de junio, Larry Brown me dijo que debíamos tener una consulta. Se me había acabado el mes de reposo. Quería hablar de mis planes futuros.

Cuando llegué a la clínica fui sincero con Larry. Nos sentamos sobre una mesa de entrenamiento y le dije:

— Como sabes, Larry, considerando la fatiga de que tú y el doctor Campbell han hablado, me pregunto si deberíamos reducir los ejercicios. Tal vez deberíamos hacer hincapié en el lanzamiento de la pelota.

Lo dije con cierta incertidumbre, recordando la referencia de Larry a que entrenara como un campeón de boxeo.

Me sorprendí cuando Larry dijo que él pensaba lo mismo. Acababa de venir de hablar con el doctor Campbell sobre mi situación. Habían estado de acuerdo en que los ejercicios ya habían cumplido todo su propósito conmigo.

— Con toda sinceridad, Dave, se supone que eres incapaz de hacer lo que estás haciendo — dijo —. No entiendo cómo lo haces. Si vuelves a lanzar será un milagro. Así que vale la pena intentarlo. Vé y lanza. Veremos lo que puedes hacer. Hemos hecho todo lo posible por ti. Ya tienes el brazo fuerte. Sólo tienes que ver qué es posible.

El sí me pidió que volviera tres veces a la semana, para ver mi progreso; pero me dejó en libertad. Me podría preparar de modo normal, como beisbolista y no como paciente en recuperación. Larry no me dijo que todo estaría bien. Sólo me decía que la terapia no tenía nada más qué ofrecerme. Podría gobernar mi vida.

Después de salir de la clínica y encaminarme a casa, me sentí un poco desconcertado. Durante la rehabilitación, uno puede fácilmente llegar a depender de la dirección de los médicos y fisioterapeutas. Es como si otra persona conociera mejor el cuerpo de uno que uno mismo. Uno teme hacer experimentos solo, pierde la confianza en su propio juicio.

Seguir solo era como arrojar a un lado una muleta que había usado durante meses. No me sentía seguro de poder caminar sin ella.

Cuando llegué a la entrada de mi casa, no obstante, tenía una actitud mental positiva. Pensaba en volver a lanzar. Por lo menos, se me aclararía el futuro en el campo de juego.

Todo lo que hay que hacer es tomar una pelota de béisbol. Invita al lanzamiento. Si uno tuviera que diseñar un objeto para ser arrojado, produciría esa esferita; lo bastante pequeña como para anidarse en los dedos pero lo suficientemente grande como para tener cierto peso; más liviana que una piedra pero más pesada que un pedazo de madera. Su costura pareja y bonita, hecha en la superficie blanca y lisa del cuero, da a los dedos un punto de apoyo. La pelota de béisbol fue hecha para ser arrojada. Es casi irresistible.

Cuando uno ha tenido en las manos millares de pelotas de béisbol, puede detectar hasta la más mínima variación. Tal vez en todas diga "tamaño y peso oficial", pero algunas son una fracción más grandes, otras un poquito más pequeñas. Los carpinteros hablan de las diferencias de los martillos, y los lanzadores de las diferencias en las pelotas de béisbol.

Tengo manos pequeñas, lo cual me salvó de que Roger Craig me enseñara, como a todo lanzador de los Gigantes, y parece que de todo el mundo, a lanzar la pelota rápida con dedos separados. No puedo separar los dedos lo suficiente como para sostener una pelota entre ellos.

Como tengo manos pequeñas, me gustan especialmente las pelotas pequeñas. Las grandes me parecen como toronjas, demasiado grandes y blandas. Las pequeñas se sienten como balas. A menudo puedo saber si la pelota es demasiado grande al verla volar de la mano del árbitro a mi guante. A veces agarro una nueva pelota y la devuelvo en seguida. Quiero las pequeñas, apretadas y con costuras firmes y bonitas. Cuando uno tiene una buena pelota, siente que la puede lanzar a ciento sesenta kilómetros por hora.

Con frecuencia, en el cobertizo, examinamos la bolsa de pelotas, para ver cómo se sienten las bolas. Cuando se halla una buena, se saca y se pasa a otros. Uno dice: "Aquí hay una verdadera perla. Mira cómo se siente." A veces se encuentran perlas de esas mientras uno está persiguiendo pelotas en vuelo, durante la práctica. Van en seguida al bolsillo de atrás. Uno guarda las buenas para usarlas durante el invierno.

Yo estaba ansioso de arrojar esas "pildoritas" otra vez, pero también estaba inseguro. La primera vez que lancé después del mes de reposo, lo hice con cuidado y tentativamente, a la espera de sentir el dolor detrás del hombro. Había cierto ardor, pero nada profundo. La incertidumbre me impedía esforzarme demasiado.

Pedí un día libre y lancé la pelota otra vez. Esa vez el dolor era seguro. Volví a casa muy triste. Le dije a Janice en voz baja:

— Ha vuelto. Me duele el hombro de nuevo. Creo que no voy a poder lanzar.

El dolor no era tan terrible todavía, pero sentía que venía y conocía las consecuencias.

Al día siguiente le dije a Atlee que me dolía el brazo y no podía lanzar. Estábamos en el jardín derecho, cazando pelotas en vuelo bajo el sol de la tarde. Atlee no quiso aceptar lo que dije.

— Ven, Dave. Juguemos a los pases — me dijo.

— No sé, Atlee. Creo que es mejor que no.

— Oye, ¿qué pierdes? Has hecho la terapia — replicó —. Tu brazo está fuerte. La hora ha llegado. No lo mimes más. Haz el esfuerzo, pase lo que pase.

El insistió y dejé que me convenciera. Empezamos a arrojarnos la pelota. Yo lanzaba con cuidado. Sentía bien el hombro. Mientras más lanzaba, mejor me sentía.

Le dije a Atlee que me sentía muy bien.

— Está bien— me dijo —. Lancemos a pesar del dolor. Hay que sobreponerse al dolor.

El retrocedió unos cuantos metros y empezamos a lanzar fuerte. La pelota silbaba en ambas direcciones, perforando el aire como una bala. No lo pude evitar, me divertí. La terapia del "doctor Atlee" dio resultado. No sentía dolor. Lanzaba de veras. No estaba listo para competir con Nolan Ryan, pero el brazo se sentía diferente y revitalizado.

Cuando Janice me vio pasar el umbral de la casa aquel día, supo en seguida que algo había cambiado. Después de un mes de quietud, estaba otra vez en movimiento.

Siempre le estaré agradecido a Atlee por animarme a hacer un mayor esfuerzo. El sabía que yo tenía miedo del dolor. El intuía que había llegado la hora de poner todo el empeño posible. Es una misión difícil. A veces uno tiene que tener paciencia y cuidado, pero hay veces cuando uno tiene que dejar las precauciones a un lado. Uno tiene que conducirse como es en realidad.

Después de eso, jugaba a agarrar la pelota con Atlee todos los días. Jugábamos tiros largos, como cuando uno está muy alejado en el jardín y hace lanzamientos largos y arqueados de jardinero. Hacíamos tiros cortos, poniéndole calor a cada tiro como un lanzador o un jugador de defensa. El dolor cedió. Tenía vivo el brazo.

A los pocos días, pensé que debería tratar de lanzar desde el montículo. Fui al *bull pen* y le lancé la pelota a un *catcher* durante diez minutos, sin tratar de hacer nada elegante, sólo para ver lo que sentía al lanzar desde la lomita otra vez. Al día siguiente practiqué durante quince minutos y me sentí muy bien.

Norm Sherry, nuestro entrenador de lanzamiento, me observaba. Sugirió que practicara con un bateador. Al día siguiente, 19 de junio, lo hice. Lanzar con un bateador en el plato era otro paso adelante. Norm o Roger Craig estaban detrás de mí, mirando mi ejecución detrás de una red. La primera vez, lancé durante quince minutos. Hacia el fin estaba cansado, pero era un tipo de fatiga sana, y tenía muy poco dolor después.

Estaba tomando forma. Viajé con el equipo por primera vez, a San Diego y Houston. Practicaba con un bateador y descansaba dos días, o si lanzaba en la zona lateral tomaba un día de reposo. Cuando volvimos a San Francisco ya practicaba treinta minutos lanzando con un bateador. Muchos entrenadores no hacen eso. Son demasiados lanzamientos.

No trataba de lanzar a la velocidad del juego, por supuesto. Sólo recobraba el ritmo y la sensación de volver a lanzar. Trataba de golpear en ciertos puntos con mis lanzamientos. Atlee se situaba a veces detrás de la malla con los entrenadores, para verme lanzar. Otros compañeros de equipo se detenían y me observaban un rato. Recuerdo que nuestro jugador de segunda base, Robby Thompson, se alejó meneando la cabeza y diciendo: "Es asombroso."

El dos de julio salimos para Pittsburgh. Aquel fue el viaje familiar que había solicitado. Nos quedamos en nuestra casa de Youngstown durante los tres partidos en Pittsburgh, Janice y yo y nuestros niños y Jenny Hammaker con los suyos. Acabábamos de sembrar la grama, y el verano del medio oeste se sentía muy agradable, cálido y húmedo, a diferencia del verano friolento de San Francisco. Atlee y yo viajábamos hora y media hasta el estadio de Pittsburgh cada día; eran paseos agradables por carreteras del campo. Hablábamos sin parar. Janice y Jenny se quedaban en casa y hacían otro tanto.

El jueves seis de julio fui a la clínica *Cleveland*. Me hicieron otro examen y hablé con el doctor Muschler. Me examinó varias hinchazones del brazo, inclusive una grande que había llenado el vacío dejado por la extracción del tumor. El médico dijo que esa hinchazón podría ser la recurrencia del tumor, pero dijo que era demasiado pronto para saber. Podría ser tejido de cicatriz. Pasarían meses antes de saber.

Eso me conmovió un poco, pero no pasé mucho tiempo preocupándome de ello. Seguiríamos a San Luis, donde los entrenadores me habían programado un simulacro de partido para el ocho de julio; mi primera prueba verdadera.

Un partido simulado se parece tanto a un juego verdadero como sea posible. Los bateadores son del propio equipo, pero tratan de hacer que uno quede mal. Uno trata de hacerlos quedar mal, también. Hay jardineros detrás de uno. Uno tiene que retener a los corredores y cubrir bases. Se hacen jugadas. Es completamente diferente de la práctica con bateador, donde uno sólo lanza la pelota para que la golpeen. Es una prueba real.

Aquel sábado por la tarde la temperatura subió a 103 grados Fahrenheit en el estadio de los Cardenales de San Luis. La humedad lo hacía sentir a uno como que no se podría mojar más *en* el río Misisipi que en sus riberas. Me sentía pesado, y todos los demás también.

Por lo general, es difícil conseguir jugadores para partidos simulados. Como se debe llegar al estadio una hora y media antes, nadie está dispuesto a participar, especialmente en días cuando el aire es tan pesado que casi asfixia. Los entrenadores reclutan a los lanzadores para el juego, y a jugadores de reserva obligados y otros para batear. Cinco o seis jugadores se turnan en el plato.

En aquella ocasión, los entrenadores no tuvieron dificultad para reclutar jugadores. Yo no era el único que me sentía entusiasmado por mi regreso al béisbol. Había muchos compañeros que querían observar mi desempeño.

En un partido simulado uno hace cierta cantidad de lanzamientos por episodio. Yo haría veinte. Los entrenadores a veces dejan que uno termine de lanzarle a un bateador, pero más a menudo lo detienen a uno en medio de la práctica, no importa cuál sea la cuenta. Uno toma un descanso de cinco minutos, mientras el entrenador lanza la pelota al bateador. Durante ese intervalo uno puede hablar con los entrenadores y ver la velocidad registrada por la pistola radar que mide la velocidad de la pelota lanzada. Entonces uno sale a hacer veinte lanzamientos más.

Hay usualmente una malla detrás del plato, para que los entrenadores y el que maneja la pistola de velocidad puedan observar de cerca. No hay árbitro, por eso el receptor anuncia bolas y *strikes*. También se nota una falta de esfuerzo cuando los jugadores cubren las bases.

(Excepto cuando alguien batea un cuadrangular. Entonces, como es natural, se presenta el desfile completo.)

En San Luis, lancé tres episodios, para un total de sesenta lanzamientos. Eso podría ser lo equivalente a cinco o seis episodios en un partido real. No quedé muy contento con los resultados. Janice miraba desde las graderías y le preguntó a Scott Garrelts:

— ¿Está bien? Lo están dominando.

Scotty le dijo que no se preocupara. Uno no piensa en los resultados en su primer partido simulado. Lo principal es lograr el ritmo del partido verdadero. Pude poner la bola donde me proponía la mayor parte del tiempo. Mi pelota rápida alcanzó hasta ciento treinta kilómetros por hora, lo cual no es malo. Con mi mejor juego llego, por lo general, hasta ciento cuarenta.

Mi *slider* no tenía mucho quiebre, pero eso no me sorprendió. Era lo mismo cada primavera. Para mí eso era como el entrenamiento de primavera. La diferencia era que estábamos empeñados en una competencia por el pendón, y nuestro personal de lanzamiento sufría de una gran variedad de lastimaduras. Me necesitaban allí. Por verme envuelto en el impulso de la competencia por el pendón, quería salir a dar mi contribución.

Volvimos a casa para la pausa del juego de campeones, después de lo cual lancé en un segundo partido simulado, mientras los Piratas de Pittsburgh estaban en la ciudad. Lancé mejor y me sentí más fuerte. Mi pelota rápida tenía un poco más de fuerza, y comencé a sacar a unos pocos jugadores.

Entonces me incluyeron para lanzar en un partido simulado de cinco episodios. Era el 18 de julio, a poco más de un mes desde cuando Atlee me había convencido a arriesgarme a hacer un mayor esfuerzo. Los periodistas me hablaban. Los compañeros de equipo estaban entusiasmados. Nadie podía creer que yo me hubiera recuperado tanto. Yo tampoco. Avanzaba a toda velocidad.

Las noches pueden ser muy malas en el estadio *Candlestick Park*, cuando la neblina fría sopla en un viento arremolinado, pero las tardes de verano son excelentes. Al mirar el firmamento azul y brillante, los visitantes no pueden creer que se acerca el huracán de la noche.

Mi partido simulado fue en un día así. Cinco episodios significaban que lanzaría cien veces. Eso equivale al esfuerzo de un partido completo. Todavía trataba de pensar en un día a la vez, pero en aquel momento la luz al otro extremo del túnel era enceguecedora.

El sol me calentaba los hombros, y la música de *rock* se oía muy alta en todo el campo. Los entrenadores y jugadores estaban esparcidos para observar. Estaba golpeando donde quería, hacía lanzamientos precisos y, casi todo el tiempo, sacaba jugadores.

Sólo faltaba una cosa. Todavía estaba un poco inseguro. Tal vez nadie lo habría notado, sino otros lanzadores o un entrenador de lanzamiento. Ellos sabían que yo todavía estaba un poco temeroso.

Cuando salí a lanzar en el último episodio, Norm Sherry se acercó y me dijo:

— Dave, no te restrinjas en los últimos cinco o seis lanzamientos. Lanza con el mayor esfuerzo. Veamos lo que puedes hacer.

Entonces cuando llegué a los últimos lanzamientos, y empezaba a sentir la fatiga de lanzar, le dije al bateador que iba a lanzar unas pelotas rápidas con toda la fuerza.

— Ten cuidado — le dije —. No estaba seguro adónde se dirigirían.

Me preparé y lancé la pelota. Pasó por encima del plato. Lo más importante es que el brazo no se me desprendió ni rodó hacia la primera base. Cuando había lanzado por centésima vez, Norm me hizo parar y corrí hacia la malla.

— ¿Cuál fue mi velocidad? — le pregunté.

— Llegaste hasta ciento treinta y seis kilómetros por hora.

— ¡Fantástico!

Eso era sólo cinco kilómetros por hora menos que mi norma.

— ¡Estoy encendido ahora!

Me volví a Norm Sherry.

— Oye, Norm, ¿qué piensas? ¡Estoy listo para competir! ¡Quiero ir a Fénix y ponchar a algunos jugadores!

16

El ascenso por las ligas menores

Yo quería ir derecho a Fénix para mi rehabilitación con nuestro equipo de triple A, pero Al Rosen, el gerente general de los Gigantes, me sorprendió al enviarme a San José, más bien. El de San José es un equipo de nivel A, compuesto en su mayoría de jóvenes recién graduados de la universidad.

Aquellos muchachos me preocupaban mucho. Yo había oído historias horribles. Si a uno lo derrotan en el nivel de triple A, eso es respetable, pero si fracasa con los chicos de nivel A, la administración considera que existe un problema. Esos muchachos batean a cualquier cosa que venga. Yo soy un lanzador astuto, que poncha jugadores engañándolos, no por la fuerza del lanzamiento. Aquellos muchachos tal vez no sabían lo suficiente como para dejarse engañar.

Sin embargo, cinco días después de mi último partido simulado, Nick Glass fue por mí para viajar a Stockton. Los Gigantes de San José jugaban allí, y yo sería el lanzador.

Cerré la puerta del apartamento vacío. El miércoles anterior, Janice había llevado a los niños a la casa de Youngstown, Ohio. Era una confusión. Habíamos pensado que yo estaría con los Gigantes en un viaje de dos semanas, o que me enviarían directamente a Fénix. Janice no quería estar encerrada con los niños en un cuarto de hotel en Fénix, mientras la temperatura afuera era de 120 grados Fahrenheit. Resultó ser que los Gigantes tenían una tercera opción, cerca de San José. Yo dormí en casa durante las dos semanas que Janice estuvo ausente.

No soy un lanzador que refleje en su rostro la preocupación del juego, como si lo fueran a ejecutar el día que le toca lanzar. Si me viera el día de un partido importante, tal vez le parezca que jugué el día anterior. Hasta treinta minutos antes del partido, no pienso mucho en lo que tengo que hacer. Sólo espero la oportunidad de jugar.

Nick y yo tuvimos un viaje muy bueno hasta Stockton, charlando por todo el camino. Nick es miembro de la administración de los Gigantes; su tarea era llevarme a Stockton y de regreso, y entenderse con los periodistas. Desde mi apartamento viajamos a través de la bahía de San Francisco y Oakland, luego subimos por las colinas secas y redondeadas de la cordillera costera de California. Al cruzar el paso de Altamonte vimos el despliegue más espectacular de molinos de viento que se pueda encontrar jamás; eran como millares y millares de perinolas, golpeando el aire en sinfonía.

Stockton es un pueblo campesino de tamaño regular; la clase de lugar que la gente del medio oeste ni siquiera cree que exista en California. Una brisa ferviente de la tarde llegaba del firmamento de azul intenso cuando llegamos al estadio.

Nick y yo ya habíamos oído, por radio, que se habían vendido todas las entradas para el partido. Algunas radiodifusoras de San Francisco habían anunciado que yo lanzaría, y animaban a los aficionados a que asistieran. Desde todo el norte de California, los aficionados de los Gigantes se dirigían a aquel evento.

Aun sabiendo eso, yo no estaba preparado para lo que encontré en el estadio. El parque *Hebert* parecía presentirlo. Forma parte de una zona de recreación, rodeado de otros campos de béisbol y un lugar para almorzar al aire libre. Las graderías son solamente de unas veinticinco hileras, y la sección de prensa arriba como añadida a última hora. Dudo que aquellas graderías se llenaran con frecuencia. Cuando uno juega al nivel A se acostumbra a vivir en la oscuridad.

Aquel día, no obstante, los aficionados hacían fila desde dos horas antes del partido. Algunos me reconocieron y me desearon buena suerte, a gritos. Ya se sentía la emoción en el aire.

En todos los años de lanzador, no puedo pensar que haya jugado otro partido en el cual los aficionados vinieran sólo a verme a mí, aparte de mi equipo. Y eso era distinto.

Me daba cuenta que aquel era más que un partido ordinario de béisbol. Aquellos aficionados no habían ido a gritarle al árbitro y aplaudir los cuadrangulares. Habían ido porque mi regreso al béisbol les tocaba el corazón. Tenían sus esperanzas puestas en mí.

Los Gigantes de San José no habían llegado todavía cuando entré al club. Estaba desordenado, con latas, botellas y papeles regados por todas partes. Me senté a conversar con unos aficionados que se acercaron. Unos minutos después llegó el equipo en bus; los jugadores venían bulliciosos y emocionados, y tuvimos la oportunidad de conocernos. Pasé dándoles la mano e informándome de quiénes jugarían detrás de mí. Les dije a los jardineros que esperaba que hubieran traído sus *spikes* de correr, porque iba a lanzar rápido y tal vez tendrían que correr pronto tras la bola.

Antes de salir al campo de juego, me tomé tiempo para orar. Incliné la cabeza en el camerino y estuve en silencio, poniendo todo el partido en las manos de Dios. Le dije que le confiaba mi vida, y que mi intención era glorificarlo en lo que hiciera, ya fuera que ganara o perdiera.

Entonces salí al campo de juego y los aficionados se volvieron locos. La multitud se apretujaba, de pie, cuatro mil doscientos aficionados que parecía que querían hacer tanto ruido como cuarenta y dos mil. El estadio no era grande, pero estaba repleto de gente. Había gente por todas partes, empujando contra la cerca, esforzándose por ver y haciendo algarabía.

El ambiente me hizo recordar mis días en las ligas menores, cuando el béisbol era de veras un juego, no un negocio, y había cierta intimidad y entusiasmo en el equipo que no existen en las grandes ligas. Ese era mi tipo de béisbol, un juego de niños. Me sentí muy emocionado.

Como las ligas menores emplean un bateador designado, no hice la práctica con bateador. Quince minutos antes del juego hice precalentamiento en el *bull pen* y mi receptor era Danny Fernández. Le dije a Danny las pelotas que lanzaría, y que mi *"slider* por la puerta de atrás" era la de ponchar. Danny me dijo después que no me había creído. En el béisbol de nivel A nadie tiene el control para enviar una pelota *slider* sobre la esquina exterior del plato. Pero para eso están allí, para aprender a tener control.

Mientras entraba en calor, se anunciaron las alineaciones: "Y en el montículo, haciendo su primera aparición de la temporada de 1989, el número cuarenta y tres, ¡Dave Dravecky!" El anunciador pronunció el nombre con acento ceremonioso y los aficionados aplaudieron mucho. Ya estaba muy nervioso. Era un partido de las ligas menores, pero sentía el nerviosismo de las grandes ligas.

Hablé con el entrenador de lanzamiento, Todd Oakes, dominando la bulla de la multitud. Le dije ciertas cosas claves que debía observar en mi mecánica de lanzamiento. Una era mi punto de colocación. Cuando me preparo para lanzar, levantando los brazos y la pierna, hay una pausa momentánea apenas antes de dirigir el pie izquierdo hacia el plato. Es muy importante que yo esté en equilibrio entonces, sin vacilar hacia adelante o atrás, ni yéndome a uno u otro lado. Le pedí a Todd que observara eso. También quería que él viera que yo tuviera la mano de lanzar bien por encima del codo al soltar la pelota. Eso es importante porque me mantiene dirigido en línea hacia el plato. Si el brazo se baja tiendo a lanzar al frente del cuerpo, lo cual es duro para el brazo y malo para el control. Y finalmente, le dije que me mirara el pie de adelante, para estar seguro de que no lo estaba plantando con la pierna tiesa. Todos esos eran signos familiares para

Todd. El prometió que los observaría.

El partido comenzó con la entrada de nuestros muchachos. Un jardinero llamado Jim Cooper, una de las promesas jóvenes de los Gigantes, empezó con un golpe suave a la pelota. Se apresuró a robar la segunda, y el tercer bateador le permitió llegar solo a la base meta. Corrí a la lomita del lanzador ganando 1-0.

Tengo la costumbre, cuando salgo a lanzar el noveno episodio, de gritar: "¡Cuerpo a tierra!", lo cual significa: "¡No dejen pasar nada por el diamante! ¡Tírense de cabeza a agarrar la pelota!" Eso fue lo que les grité a los jugadores antes de hacer mi primer lanzamiento del partido.

Hice mis lanzamientos de calentamiento. El receptor arrojó la pelota a segunda base, y los defensas le dieron vuelta a la pelota antes de tirármela. Entonces entró el primer bateador.

Pisé la lomita y respiré profundo. Recibí la señal de Danny Fernández. Me preparé y arrojé la pelota. El bateador golpeó un pedazo de ella, devolviéndola fuera del cuadrado. Un *strike*. Lancé otra vez. Otra pelota fuera del cuadrado, segundo *strike*. Bateó la tercera pelota y la envió en vuelo débil. El jardinero izquierdo la agarró con suavidad y así saqué al primero.

Parecía natural. Eso era lo que yo sabía hacer. Y era divertido. Recibir la pelota del receptor. Sostenerla y encontrar el caucho con el pie. Mirar la señal. Levantar, girar y patear, lanzar, y completar el movimiento. Levantar el guante para volver a recibir la pelota. Muy fácil. Después de sacar a dos más por roletazos estaba en el cobertizo bromeando con los compañeros.

La gente me decía después que nunca habían visto a nadie divertirse tanto jugando al béisbol. No era fingido. Me divertía. Después de sobreponerme al nerviosismo, me sentía como un muchacho de las ligas menores.

Cada vez que yo corría al montículo, los aficionados me aplaudían de pie. Había gente en pie por toda la línea de primera base, más allá de donde terminaban las graderías.

Como jugábamos la primera parte de un partido doble,

el juego fue sólo de siete episodios. El sol estaba alto cuando empezamos, y se ocultó lentamente por la cerca del jardín izquierdo, brillando directo y cálido en los ojos de los que estábamos en el cobertizo de los visitantes. Hicimos otra carrera en el segundo. Mientras tanto pasé por los primeros tres episodios sin ceder ni un *hit*. Mi pelota rápida era precisa, principalmente como a ciento treinta kilómetros por hora, pero llegando hasta ciento cuarenta. Mis lanzamientos de quiebre, no quebraban mucho, pero así lo esperaba. Tenía buen control.

En el cuarto episodio cedí mi primer *hit*, de primera al izquierdo. Eso me dio la oportunidad de usar mi movimiento de arranque. Mi primer lanzamiento a la primera fue un poco desviado. No había practicado ese tiro, en absoluto. Estaba en mala forma.

Miré a Danny Fernández quien me hizo señas para que volviera a lanzar sobre la primera. Me preparé, miré al corredor y, cuando hice el lanzamiento, el jugador ya iba para la segunda, completamente engañado. El defensa de primera base recibió mi pelota, se dio vuelta y la disparó a la segunda base, antes que el corredor llegara. Eso me dio mucho ánimo.

Fue bueno que consiguiéramos el *out*, también, porque el siguiente bateador apuntó un doble, y lo siguió un bateador que golpeó la pelota en línea al jardín derecho. Por suerte, el jardinero derecho la alcanzó antes de que bajara, y así terminó el episodio.

El quinto y el sexto episodios transcurrieron rápido, pero ya me sentía cansado. No había dado bases por bolas a nadie, pero mis lanzamientos llegaban altos, lo cual siempre es peligroso para mí. Escapé de los problemas hasta el séptimo, el episodio final.

El primer bateador golpeó un doble. Al siguiente le hice enviar una pelota en vuelo pequeño, pero ya sentía el brazo cansado y perdía rápido el control. Le di la base por bolas al siguiente bateador, poniendo la carrera de empate en base, lo cual es un error terrible.

El sol ya casi se había ocultado. Los colores dorado y verde intenso pintaban el campo de juego. Respiré profundo y le lancé la pelota al bateador.

Estaba golpeando suave en el primer lanzamiento, tratando de mover a los corredores a posición de anotar.

La mandó suave por la línea de tercera base, con buena colocación, pero había enviado la bola al aire. Mis instintos me movieron. Di dos pasos rápidos y me lancé de cabeza a agarrarla, extendiendo el guante. Pensaba que podría agarrar la bola antes de que tocara el suelo, y retirar a uno de los corredores. Agarré la pelota y la vi escaparse del guante.

De rodillas, mirando a la segunda, agarré la bola y corrí hacia la almohadilla. Vi que llegaría tarde; el corredor de la primera ya estaba tocando tierra. Danny Fernández, mi receptor, estaba junto a mí gritando: "¡Tercera, tercera!" La lancé allá para forzar al corredor de la segunda, quien había vacilado mucho cuando yo me tiré a agarrar la bola.

Segundo *out*.

Hombre, me sentía muy bien. Ya no era miembro de los lastimados ambulantes. Era un lanzador que jugaba de la única manera que sé, sin ahorrar esfuerzos. Me había ensuciado el uniforme.

Ni siquiera recuerdo cómo conseguí el último *out*. Sólo recuerdo que todos los jugadores se congregaron en la lomita, dándome palmadas y gritando como si hubiéramos ganado un partido decisivo. El público también gritaba.

La verdad es que, cuando repaso los recuerdos del béisbol, no encuentro ningún partido más feliz que aquel. Yo estaba en la cima del mundo.

Después del partido me envolví el brazo en hielo, una de las mejores sensaciones del béisbol para un lanzador con un brazo adolorido, y llamé a Al Rosen. Le conté cómo había sido el partido. Siete episodios, un partido completo, blanqueada de cinco *hits*, en el cual hice setenta y seis lanzamientos, llegué a ciento cuarenta kilómetros por hora con mi pelota rápida, y sólo cedí una base por bolas. Le dije que me sentía muy bien. Quería ir al equipo de triple A en Fénix.

— Por favor, ¿puedo ir? Yo quiero ir, Al.

Dijo que esperara unos pocos días para ver cómo me

sentía. Sugirió que fuera a hablar con él en la oficina.

Al día siguiente, en casa, le hablé por teléfono. Me preguntó como sentía el brazo, y le dije que tenía menos dolor que nunca antes.

— Oye, Al, tal vez ahora que sólo tengo la mitad del deltoides, me voy a poner tieso la mitad solamente.

— Dave, queremos que te quedes con los Gigantes de San José en vez de enviarte a Fénix, porque ¿sabes qué? No quiero que te tires de cabeza a agarrar bolas. ¿Qué crees que es esto? Te vas a volver a lastimar.

Me sentí muy desanimado. No dije nada, pero pensaba que sería casi imposible dejar de lanzarme a agarrar la bola. Esa es mi manera de jugar.

— No queremos que corras el riesgo de lastimarte — dijo Al —, así que vamos a mantenerte con el club de béisbol A por un evento más. Luego, si te desempeñas bastante bien, haremos la evaluación y puedes ir a Fénix.

Fui a Reno a lanzar mi partido siguiente. Era un vuelo rápido sobre las montañas de la Sierra Nevada, al campo alto y desértico del oeste de Nevada. El aire es liviano allá, y en el estadio el viento soplaba hacia el jardín derecho. No era un ambiente para un lanzador. La pelota se iría a la luna.

Cuando salí al montículo a calentarme, vi que era plana. Eso me recordó la vida en el béisbol de nivel A, donde el mantenimiento del campo es impredecible, y uno puede oír a la esposa dándole ánimo desde las graderías.

El de Reno es un equipo de cooperativa, es decir que no hacen parte de un club de las grandes ligas. Los jugadores han salido de los equipos regulares, pero todavía no están dispuestos a abandonar el béisbol. Los jugadores de cooperativa tienden a ser un poco agitados, como es de esperarse dada su situación. La mayoría están a punto de dejar el béisbol organizado. Su única esperanza es jugar de modo tan excelente que llamen la atención de otro equipo.

El estadio de Reno no tenía pintura y estaba destartalado y sucio, como si se fuera a derrumbar en cualquier momento. Sin embargo, para aquel partido estaba casi lleno. Otra vez la gente había sabido de mi recuperación del cáncer, y habían ido a cerciorarse por su propia cuenta.

Tal vez debido a la lomita, empecé sin buen control. En seguida, cedí unos *hits*, y luego un cuadrangular de tres carreras. Algunos jugadores de Reno habían estado en béisbol de doble A y sabían batear. Parecía que aquella no sería mi noche.

Hice algunos ajustes, no obstante, y me afirmé en el segundo y el tercer episodios, evitando el ceder más carreras. Mis muchachos consiguieron unas carreras, y sacamos ventaja.

Entonces en el cuarto episodio, como si de repente se hubieran encendido los reflectores, obtuve mi completa concentración. Hasta entonces, aun en Stockton, no la había sentido. Había estado bien, pero aquello era diferente de bien. Sentía que podía golpear un punto con los ojos cerrados. Mi pelota de quiebre comenzó a surtir efecto. Durante los últimos cinco episodios blanqueé al equipo de Reno. Completé el juego, con unos cien lanzamientos, y ganamos 7-3.

Salí de la lomita y le dije a Duane Espy, el director técnico:

— Ya está, Duane. Estoy listo para ir a Fénix.

El se rio y me dijo:

— ¿Estás seguro? Te podría usar aquí para unos pocos partidos más.

Llamé a Al Rosen y le hablé acerca del partido. Esa vez aprobó. Yo podría ingresar al equipo de Fénix en Tucson, y ver cómo me iba contra los competidores de la triple A.

Durante el partido, había dicho en el cobertizo que si ganábamos los invitaría a todos a cenar, inclusive a las esposas y las novias. Los muchachos se ducharon y cambiaron de prisa. Fuimos a un restaurante y celebramos, pero nadie se divirtió tanto como yo.

La cuenta fue inmensa, pero valió la pena. Los jugadores de las ligas menores no tienen oportunidad de divertirse muy a menudo. Aunque aquella noche nos divertimos de lo lindo. Espero que sus recuerdos de esos dos partidos sean tan buenos como los míos. Ellos me dieron algo precioso por lo cual les estoy agradecido.

17

Haz tus maletas

Tuve seis días de reposo antes de lanzar en Tucson. Kelly Downs, otro lanzador de los Gigantes, ya estaba allí en rehabilitación y, debido a su programa de lanzamiento, tuve que esperar un par de días más.

Mientras tanto, Janice y los niños habían regresado de Ohio. Durante dos semanas yo había estado sin ellos en Foster City, en nuestro apartamento vacío. El día después de su regreso salí otra vez para volar a Tucson.

Cuando llegué al hotel, Gail Gardner, reportera de la cadena de televisión NBC me esperaba. Fui directo al cuarto de recreo del hotel para una entrevista larga con ella. Era otra señal de que mi regreso al béisbol llamaba la atención. Aun desde Stockton, lo presentía cada vez más, como agua que se acumula detrás de una represa.

Después de la entrevista, fui a *Hi Corbett Field* con el director técnico en Fénix, Gordon McKenzie. Kelly Downs lanzaba, de modo que no estaba bajo presión. Tuve tiempo para correr y adaptarme al calor de Fénix. Después de hacer mi trabajo, me senté a disfrutar del partido.

A Kelly le batearon duro aquella noche, y duró sólo unos pocos episodios. No había razón para sorprenderse. Los que están en rehabilitación a menudo terminan así. Me sirvió para recordarme que yo podría estar con el equipo en Fénix por algún tiempo.

El nivel de pericia en triple A no es muy diferente del de las grandes ligas. Además de los jugadores regulares, me enfrentaría a Kevin Bass, un buen jugador de los Astros de Houston. Jugaba en Tucson mientras se recuperaba de una pierna fracturada, y bateaba .400 entonces. Kevin siempre me había bateado duro. Si yo pudiera poncharlo, pensaba que podría vérmelas con cualquiera.

Bob Kennedy, uno de los principales de la administración de los Gigantes (y padre del receptor Terry Kennedy) venía a mirarme e informar a Al Rosen. Los lanzadores de los Gigantes estaban lastimados. Mi amigo Atlee se había lastimado una rodilla al llegar resbalado a la segunda base; Scott Garrelts se había distendido un tendón de la corva, y Rick Reuschel tenía una afección en la ingle. Kelly Downs estaba afuera por mucho tiempo y Mike Krukow había terminado por la temporada. Los Gigantes necesitaban un brazo que permaneciera en la competencia por el pendón. La posibilidad de ser ese brazo hacía que mi termómetro interno subiera. Tenía muchos deseos de volver a las grandes ligas. Podía ver y saborear esa posibilidad.

Ya que podía ver el fin de mi lucha, tenía la tentación de olvidarme de vivir un día a la vez. Podía haberme concentrado fácilmente en mi meta, y olvidarme de todo lo demás.

Por eso, antes del partido del viernes, tomé tiempo para orar. Le pedí al Señor claridad, no éxito. Le pedí que me abriera la puerta a las grandes ligas, o que la cerrara. No quería una situación ambigua. Mi deseo de éxito era tan fuerte que pensé que podría empujarme a una situación para la cual no estaba listo, ni física, ni espiritualmente. Le pedí a Dios que siguiera dirigiendo mi senda.

Por la manera como se desarrolló el partido, no había duda en qué dirección se movía la puerta. Mi lanzamiento era el mejor hasta entonces. No cedí una carrera hasta el octavo episodio. A nadie di base por bolas. Ponché a Kevin Bass. (El bateó la bola duro, pero fue una por tres en la noche.) Y yo estaba concentrado, con la misma sensación de antes.

En el octavo episodio me sacudieron un poco y cedí dos carreras. En el cobertizo, Gordy McKenzie me preguntó si quería seguir en el partido. Nos aferrábamos a una ventaja de una carrera.

No vacilé. Le dije:

— Este partido es mío. Yo cierro. Eso es todo. Voy a ganar o a perder este partido.

Debo haber tenido fuego en los ojos, porque Gordy dijo:

— Está bien, es tuyo. Es lo que quiero.

Salí y los blanqueé. Ganamos el partido 3-2. Había cedido siete *hits*, ponchado tres y ninguna base por bolas.

Después del partido me fui en línea recta al club. Buscaba a Bob Kennedy. Sabía que estaría al teléfono con Al Rosen, y quería hablar con él antes que llamara. No veía ninguna ventaja en pasar más tiempo en las ligas menores.

Vi a Gordy en el club. Le pregunté:

— ¿Dónde está Bob? Quiero hablarle. ¿Ya llamó al señor Rosen?

Gordy señaló las oficinas de atrás y dijo:

— Está hablando con él ahora mismo.

Entonces todo lo que pude hacer fue esperar. Me puse una compresa de hielo en el brazo y me quedé hablando con otros jugadores. Estaban entusiasmados también. Se les notaba la intensidad en los ojos y la voz.

Entonces vi a Bob Kennedy de reojo. Lo llamé.

— ¡Señor Kennedy, señor Kennedy! ¿Habló usted con Al Rosen?

Se me acercó despacio y con rostro sonriente.

— Sí, hablé con él. Acabo de colgar el teléfono.

— ¿Qué dijo? ¿No cree usted que estoy listo para pasar a las grandes ligas?

Bajó más la voz.

— Pues bien, Dave, pensamos que sería mejor que te quedaras más tiempo en este nivel. Si puedes hacer más ejercicio, tal vez unos pocos partidos más . . .

Me arrodillé. Sabía que él estaba bromeando.

— Por favor, señor Kennedy, estoy listo. Quiero ir. Tenga la bondad de enviarme a San Francisco.

El se limitó a mirarme con esa sonrisita.

— ¡Haz tus maletas! — me dijo —. Vete de aquí. Toma el vuelo a San Francisco mañana temprano. Vas a las grandes ligas.

18

El diez de agosto

Tomé un vuelo de regreso a San Francisco el sábado por la mañana, al día siguiente después de lanzar en Tucson. Todo era un desbarajuste en la casa. Janice y los niños tenían un virus estomacal. Randy, el hermano de Janice, acababa de adoptar un bebé y él, Kim (su esposa) y sus dos hijos, contando el bebé, se quedaron con nosotros mientras él cumplía con los requisitos de adopción de California. Nuestro pequeño apartamento estaba lleno de gente y cosas.

Janice estaba feliz. Me repetía:

— David, no puedo creerlo.

Aun Jonatán y Tiffany estaban muy alegres. Cuando tuve la cirugía se alegraron con la noticia de que estaría en la casa todo el tiempo, pero mientras me recuperaba, se identificaban con nuestros sentimientos. Cada vez que me preparaba para lanzar preguntaban:

— Papá, ¿vas a lanzar en San Francisco?

Les dije que, por fin, estaría en San Francisco. Tiffany corrió gritando:

— Oye, mamá, ¡adivina qué! ¡Papá va a lanzar en San Francisco!

No sabíamos cuántas otras personas sentían ese entusiasmo. Para nosotros, mi regreso a las grandes ligas fue un milagro, *nuestro* milagro. Sabíamos que algunos aficionados estaban interesados; después de todo, cuatro mil personas habían asistido al partido en Stockton, pero no teníamos idea de cuántos.

No hasta el martes. Para entonces Roger Craig me había

nombrado para abrir el partido del jueves contra los Rojos de Cincinnati. Mis padres habían venido a verme lanzar. Ibamos para su cuarto del hotel cuando mi papá mencionó algo que había oído en la radio.

— David, ¿sabes algo acerca de Alex Vlahos de la KNBR?

Tuve que pensar un momento.

— No, creo que no — le dije.

Alex era un niño con leucemia a quien había visitado en junio en el hospital para niños de Stanford.

— Será mejor que escuches esto — dijo mi papá.

Sintonizó la radio del coche a la estación que informa acerca de los Gigantes. Antes de que pasara un minuto oímos mi nombre. Querían que los radioescuchas hicieran una promesa de contribución por cada lanzamiento que hiciera yo en el partido del jueves. El dinero sería para la Fundación Salvavidas, para examinar a donantes posibles para transplantes de médula del tipo que Alex necesitaba.

Me avergüenza un poco que la gente hable de la campaña para Alex como si fuera mi idea. Todo lo que he hecho es cooperar con los esfuerzos de otras personas.

En junio, cuando estaba en el punto bajo de mi terapia, Pat Gallagher de la administración de los Gigantes envió a un miembro de su personal, Duffy Jennings, a pedirme que fuera a ver a Alex. Le dije que sí en seguida. Siempre he tratado de colaborar con tales campañas, pero desde que tuve la cirugía he tenido más deseos de ayudar que nunca.

Ciertos tipos de leucemia se pueden curar con un transplante de médula ósea, pero el tratamiento depende de que se encuentre una médula semejante en el donante. Para dos personas sin relación familiar, las probabilidades son de una en quince mil. Eso significa que hay que examinar a muchos posibles donantes. Los padres de Alex pensaban que si yo visitaba a Alex, la televisión y la radio locales cubrirían la visita y darían publicidad a la solicitud de donantes.

No me gustan la atención y la publicidad que vienen con el juego de béisbol en las grandes ligas, pero reconozco que una vez que la gente lo pone a uno en un pedestal, uno no puede bajarse solo. Se tiene la responsabilidad de actuar con sabiduría y generosidad en el papel dado. No estoy de acuerdo con los jugadores que piensan que no le deben nada a nadie. Todo lo que tengo es un regalo de Dios, y tengo la responsabilidad de usarlo como tal.

Por eso fui de buen gusto a ver a Alex. Nos encontramos en un prado grande frente al hospital. Es un lugar hermoso, con mucho espacio y lujo que no se encuentran a menudo en el hospital de una universidad grande. Stanford se fundó en el antiguo rancho para caballos del senador Leland Stanford, hace cien años, y todavía hay muchos potreros abiertos sombreados por robles enormes.

Alex, que tenía seis años de edad, tenia también una energía increíble. Las cámaras de televisión y los periodistas estaban allí, pero Alex no se asustaba. Tampoco tenía temor de mí. Me contó que es aficionado de los Gigantes y especialmente de Will Clark y Kevin Mitchell. Por suerte, le había llevado un bate de Kevin Mitchell.

Alex estaba completamente calvo por el tratamiento que había recibido, pero por lo demás era un chico normal. Jugamos a los pases con la pelota, y le lancé unas cuantas para que bateara con su bate de plástico. En cierto momento, cuando yo hablaba con uno de los periodistas sobre mi deseo de glorificar a Dios, Alex me miró y dijo:

— Tú amas mucho a Dios, ¿verdad, Dave?

— Seguro que sí, Alex.

— Yo también amo a Jesús.— Eso me gustó mucho, porque tuve la oportunidad de animarlo a mantener su fe en Jesucristo.

Pasamos juntos una hora y media. Desde aquel día he tratado de mantenerme en comunicación con Alex y sus padres, y le he enviado unos recorditos de los Gigantes; pero en lo que a mí concernía, la publicidad se hizo.

Como resultaron las cosas, la publicidad apenas comenzaba. Cada vez que entraba al coche y sintonizaba el radio, hablaban de mí y el partido en el cual lanzaría. El miércoles, Janice sacó una radio portátil que lleva en su cartera, y escuchamos la radio casi todo el día. Para el miércoles por la noche, ya sabía que ocurría algo mucho mayor que Dave Dravecky. No habían dejado de hablar de mí todo el día. Yo era la noticia actual en San Francisco y punto.

Traté de explicárselo a Atlee que estaba en Birmingham, Alabama, para una operación de la rodilla.

— Atlee, es increíble. La gente actúa como si este fuera el evento más grande la historia.

Le conté de la campaña para Alex. Para la hora del partido las promesas de contribución eran de más de mil dólares por lanzamiento.

Atlee trataba de engañar a los médicos para que pensaran que se había recuperado lo suficiente como para volar a casa y ver el partido.

— Creo que no los engañé — me dijo —. Los médicos dicen que no me dejan salir de aquí.

Le dije que no importaba.

— No te preocupes por mí. Sólo voy a salir a hacer lo mejor que pueda, y lo que ha de pasar, que pase.

Yo estaba muy animado. La noche antes del partido le dije a Janice que tal vez no dormiría. Estaba muy entusiasmado.

Al poner la cabeza en la almohada, no obstante, me dormí después de unos diez segundos. Dormí tan profundo que Janice tuvo que despertarme por la mañana. Como el partido era de día, debía ir por Scott Garrelts a las 9:00 de la mañana. Todavía estaba dormido a las 8:30, y tuve que bañarme aprisa.

Antes de salir, hicimos una oración breve en familia. Toda la semana habíamos tenido mucha conmoción en la casa, con huéspedes y amigos que entraban y salían, pero aquella mañana tuvimos unos pocos momentos a solas antes de salir. Estábamos arriba en nuestra alcoba, Janice y yo sentados al borde de la cama, Tiffany y Jonatán de pie junto a nosotros. Nos tomamos de la mano y oramos con palabras sencillas.

Oramos por mi tranquilidad. No teníamos idea de cómo saldría el partido. Aun cuando tenía todos los músculos del brazo, cualquier día dado podría salir a lanzar y sufrir una bateada dura. Así que pedimos que, sin importar lo que viniera, yo tuviera paz y tranquilidad y pudiera glorificar a Dios con mi desempeño. No oramos que ganara, nunca lo hacemos, sino que mi actitud y enfoque fueran los correctos.

Y dimos gracias. Le agradecimos a Dios por habernos llevado hasta ese punto.

Janice empezó a llorar. De repente, en ese momento de calma, se dio cuenta de lo que hacíamos. Hasta entonces ella había actuado precipitadamente.

Sus lágrimas preocupaban a Jonatán.

— Mami, ¿qué pasa? — le dijo.

Janice estaba tan agitada que no pudo contestarle.

El se volvió a mí y preguntó:

— Papi, ¿por qué llora mami?

— Jonatán, esas son lágrimas de alegría, no de tristeza, porque tu papi va a lanzar otra vez. Nunca soñamos que este día sería posible. Y aquí estamos.

Fui por Scott Garrelts en nuestra camioneta Volvo. Scotty es un hombre delgaducho, tranquilo, de hablar lento, de la zona agrícola y no da discursos. Sin embargo, quería darme uno aquel jueves por la mañana. Pensaba que tenía que decirme unas palabras de ánimo.

Yo le hice la vida imposible. Tenía una cinta en el estéreo del coche, y sonaba tan alto que Scott se preguntaba si necesitaría algodón para los oídos. En el cassette había una canción que me gusta mucho: "Da gracias con un corazón agradecido." Cuando empezó aumenté el volumen. Scott decidió que su discurso era innecesario.

Agradecimiento era lo que sentía. Nunca me entusiasmaba demasiado por lanzar. No me ponía excesivamente nervioso el día del partido; pero el diez de agosto me sentí particularmente tranquilo y muy relajado. Tenía el corazón lleno de agradecimiento a Dios porque la oportunidad de lanzar otra vez, de hacer lo que tanto quería. Estaba emocionado, pero no preocupado. Ganara o perdiera, estaba viviendo un milagro. Los médicos me habían dicho que nunca volvería a lanzar, y aquel día iba a lanzar.

El club estaba en silencio, como un lugar para refugiarse de la turbulencia del mundo exterior. Me vestí y salí al campo de juego a practicar con un bateador. El día estaba nublado y fresco. Muchos días de verano en San Francisco comienzan con muchas nubes que se disipan por la tarde, pero ese jueves el tiempo no cambió, y el día siguió brumoso y gris.

Seguí mi rutina normal de antes de los partidos, volviendo al club para relajarme. Nunca pensaba en el equipo contrario hasta unos treinta minutos antes del partido. Trataba de descansar, como si fuera cualquier otro día.

Fui al cuarto de entrenamiento y me acosté en una de las mesas, sólo para charlar con los entrenadores o los jugadores que estaban allá. Levanté unas pesas pequeñas e hice unos pocos ejercicios. Le eché un vistazo al periódico *San Francisco Chronicle*. Mi nombre estaba por toda la primera página.

Cuando se acercaba la hora del partido, Brett Butler y Bob Knepper, dos jugadores veteranos, vinieron al camerino y dijeron que querían orar. Le preguntamos a Mark Letendre, nuestro entrenador, si podríamos usar su cuarto para tener unos pocos minutos en privado. Scott Garrelts y Mackie Shilstone, el entrenador de resistencia física, nos acompañaron. Oraron conmigo durante unos diez minutos.

Entonces volví al vestuario y me puse el uniforme blanco para el partido. Tenía la palabra "Gigantes" sobre el pecho y el número "43" en la espalda. Me veía bien y me sentía bien. Miré dentro de mi ropero y vi las dos bolas que Norm Sherry pone allí para cada lanzador el día que le corresponde abrir el partido.

Quince minutos antes del partido, bajé por el túnel de concreto y poco iluminado. Al llegar a la puerta que da al campo de juego, quedé deslumbrado por un día brillante y nublado. En ese momento me sentí desorientado. En hilera frente a mí, a lo largo de los veinte metros del *bull pen* de precalentamiento, había fotógrafos y camarógrafos de TV apuntándome sus lentes. Las cámaras sonaban como una multitud de ametralladoras. Miré a Norm, el entrenador de lanzamiento, que estaba de pie junto a la puerta.

— Norm, ¿qué pasa?

Se sonrió. No hubiera podido oír su respuesta pues el público ya me había visto.

El *bull pen* en San Francisco está a lo largo de la línea divisoria de primera base, frente a las graderías del jardín derecho, expuesto a todo. Los aficionados gritaban como locos. Me quité la chaqueta, y los aplausos continuaban. Parecían esparcirse por todo el estadio.

Sólo quería comenzar a arrojar la bola, tan pronto como fuera posible. Caminé al montículo. Cuando llegué allí, todo el estadio, 34.810 aficionados, estaban de pie, dándome la primera y, sin duda, la última ovación de pie en el *bull pen*.

Terry Kennedy era mi receptor. Durante el invierno los Gigantes lo habían reclutado por canje, y en aquella ocasión Janice y yo habíamos hablado, soñando, cuán apropiado sería que Terry fuera mi receptor si yo volvía al béisbol. El había sido mi receptor cuando entré a las grandes ligas. Lo aprecio y respeto mucho. También conoce mi manera de lanzar mejor que cualquier otro.

El corazón me palpitaba a ciento sesenta kilómetros por hora. El ruido era increíble. Miré a Terry y agarré un pedacito de mi camisa y lo hice golpear sobre el corazón para mostrarle cómo tenía el pulso. Le hice señas: "¿Tú también?" Me miró y, con una sonrisa, me indicó que su corazón estaba haciendo lo mismo.

Entonces comencé a lanzar, jugando a los pases con Terry. Tan pronto como hice el primer tiro, me cubrió una sensación de paz. Todo lo que tenía que hacer entonces era lo que sé hacer mejor, es decir, lanzar la pelota de béisbol.

Me calenté rápido, como siempre. En realidad, el brazo se me calentó más rápido de lo que quería, y tuve que parar un rato para no gastar la energía antes del partido. Es posible dejar la mejor pelota rápida en el *bull pen*.

Cuando estuve listo caminé al cobertizo. Los aplausos y la gritería me seguían. La gente estaba de pie otra vez. Podía oírlos gritando con locura en las graderías: "¡Gánales, Dave! ¡Nos da mucho gusto que hayas vuelto, Dave!"

En el cobertizo los muchachos estaban entusiasmadísimos.

Cuando llegó la hora de salir al campo de juego, grité: "¡cuerpo a tierra!" Troté al montículo mientras oía que el ruido del público iba en aumento, hasta convertirse en un rugido. Estaban de pie, aplaudiéndome. En el tablero de puntaje del jardín central se iluminó un saludo gigantesco: "¡BIENVENIDO, DAVE!"

Yo estaba sosteniendo la pelota, sobándola y mirando a Terry Kennedy. Me quité la gorra y la moví en reconocimiento de los aplausos. No podría lanzar. De repente, me dominó la emoción que se había acumulado durante los últimos diez meses de lucha. Miraba alrededor, hacia arriba por las hileras de gente que gritaba y aplaudía, de modo que los de la cima parecían como puntos de colores vivos. No tengo palabras para describir mis emociones. Sentía el corazón lleno de satisfacción.

Salí del montículo para recobrar mi dominio. Pensé: *Ahora es el mejor momento, antes de que todo esto comience, para darte gracias, Señor. Sólo gracias. Gracias por el privilegio de hacer esto otra vez. Gracias porque me restauraste el brazo para poder lanzar; pero más que todo, gracias por lo que has hecho por mí. Gracias por salvarme. Gracias por tu amor en Jesucristo.*

Sólo necesité un momento para hacer esa oración. Entonces volví a la lomita y comencé a lanzar. En seguida logré mi concentración. Mi ritmo y equilibrio volvieron sin esfuerzo. Desde el primer bateador, Terry Kennedy y yo pensábamos juntos en la selección de los lanzamientos. Parecía que sólo estuviéramos Terry y yo jugando a los pases y nadie más alrededor.

Tenía la variedad de lanzamientos que hace parecer que el otro equipo no se esfuerza. Como dije antes, no soy un lanzador que trate de sacar gente por mi fuerza. Muevo la pelota, golpeo ciertos puntos, sorprendo a los bateadores inclinados en la dirección incorrecta y les rompo los bates con un lanzamiento por dentro. Soy un lanzador que frustra a los bateadores, porque están tan seguros que me van a vencer, hasta que, ¡por sorpresa! salen ponchados 0 por 4.

Los primeros dos episodios son los más importantes para mí. Después de encontrar mi ruta, puedo navegar.

Los Rojos de Cincinnati no me estaban concediendo el partido por lástima. Aunque podrían estar conmovidos por mi regreso, los movía más el hecho de que estaban en la competencia por el pendón. El diez de agosto estábamos en primer lugar por dos partidos. Muchos creían que los Rojos ganarían el título de la división. Ellos querían vencernos. De eso se trata el béisbol.

Uno de los redactores deportivos le había preguntado a Pete Rose, el director técnico de los de Cincinnati, si pensaba en el esfuerzo enorme que yo intentaba. Pete escupió una semilla de girasol y dijo a secas:

— No. Ha vuelto y es maravilloso para él. Espero que pierda.

El primer bateador fue Luis Quiñones, el rápido jugador de segunda base de los Rojos. Comencé lanzándole alto y afuera, y fue la primera bola. Eso preparó la escena para la pelota rápida adentro. La bateó duro y la mandó de roletazo por la línea de la tercera base, fuera del cuadrado.

Pensé que él esperaría esa pelota por dentro otra vez, entonces lancé bajo y afuera con mi *slider* por la puerta de atrás, y logré un *strike*. La cuenta era uno y dos, para ventaja mía. Así me gusta lanzar. Lanzo *strikes*, me adelanto al bateador, y hago cada lanzamiento con propósito.

El propósito del lanzamiento siguiente era hacerle batear una pelota mala. Con dos *strikes* él era vulnerable, y bateó un *slider* por fuera.

Volví con la misma lanzada, sólo más cerca del plato. Casi le pego a la esquina exterior, y él la tomó por bola. Creo que la llamada pudo haber sido de cualquier modo.

Ya tenía una cuenta completa. Había ido afuera con tres lanzadas directas. Entonces volví por ahí otra vez. Pensé que todavía estaría pensando en aquella lanzada por dentro que había bateado fuera del cuadrado. Puse mi *slider* por la puerta de atrás en la esquina exterior del plato, apenas tocando el borde. Tenía que agacharse para alcanzarla, y todo lo que pudo fue hacer un círculo con el bate y mandar una bola de vuelo al jardín central.

Un *out*. Los aplausos y gritos de ánimo llovieron.

El segundo bateador se fue rápido. Comencé con una pelota rápida por dentro, y luego volví con otra que él mando de roletazo a Matt Williams en la tercera base.

Eric Davis era su tercer hombre en la alineación, y uno de los bateadores más fuertes del béisbol. Le lancé bolas por fuera. Con Eric, todo lo que se lance por dentro puede terminar como un recuerdo.

Fallé mis primeras dos resbaladas afuera. Como estaba atrasado en la cuenta, necesitaba un *strike*. Si uno duda de lo que debe hacer, tiene que mantener la bola baja. Lancé una pelota rápida que desciende sobre el plato. Davis le pegó a la bola bien, pero en el suelo. Matt Williams, con esas manos suaves que tiene, la agarró y la lanzó a través del diamante para obtener un *out* fácil.

Mientras yo corría al cobertizo, el público se puso en pie para darme otra ovación.

Así fue el partido por siete episodios. Cada vez que yo salía al trote de la lomita, el público se levantaba para aplaudir. Janice, que me miraba desde las graderías, lloró continuamente durante dos horas. Me alegro que Jonatán y Tiffany se portaron bien; si hubieran tenido algún problema, ella ni lo habría notado.

Alex Vlahos estaba allí. Su madre dijo que no había comido mucho, ni quería jugar con sus juguetes, durante las últimas dos semanas; pero cuando supo que yo lanzaría, le dijo que le gustaría comer maní. Su mamá le dijo que le traería maní de la cafetería del hospital.

— No, mamá — dijo él —, quiero del que venden en los partidos de béisbol.

Había venido a darme ánimo.

Roger Craig dijo después que en todas las décadas que había jugado y entrenado, nunca había visto tanta emoción en un partido. Era mitad culto de avivamiento y mitad juego de béisbol.

Tenía un control casi perfecto. Sólo cuatro veces fui a tres bolas con un bateador. Sólo di una base por bolas, hacia el fin del partido. Y entré al octavo episodio habiendo cedido sólo un *hit*, a Joel Youngblood en el segundo episodio. Recompensé haciéndole batear vuelos la próxima vez que bateó, y sacándolo por *strikes* la tercera vez.

Mientras tanto, mis muchachos me daban el apoyo que necesitaba. En el segundo episodio, Pat Sheridan envió una pelota a la esquina del jardín izquierdo, y corrió hasta la tercera, mientras Joel Youngblood la perseguía. Terry Kennedy entró después y bateó un roletazo a la segunda, bastante bueno para apuntarnos la primera carrera.

Entonces, en el tercer episodio, Will Clark conectó con una lanzada por fuera y mandó la pelota al jardín opuesto, por la línea del jardín izquierdo para un doble con un *out*. Kevin Mitchell siguió a Will. Como Kevin era el mejor bateador de cuadrangulares de las grandes ligas, Pete Rose decidió darle la base por bolas. Matt Williams les dañó la estrategia al mandar una pelota directo al jardín central. Eric Davis se lanzó de cabeza a agarrarla, pero no pudo, y nos apuntamos una carrera. Con corredores en la segunda y la tercera y sólo un *out*, no pudimos hacer más carreras, pero estábamos ganando 2-0.

Se convirtió en 4-0 en el quinto. Kevin Mitchell ganó la base por bolas otra vez, y Matt Williams les hizo pagar de nuevo a los Rojos enviando una pelota rápida del primer lanzamiento a los asientos del jardín izquierdo.

Yo necesitaba esas carreras.

En el septimo comencé a tener problemas de control. La pelota se elevaba. No cedí un *hit*, pero tuve que hacer muchos lanzamientos.

Nadie lo notaba en particular. Cuando uno entra al octavo habiendo cedido sólo un *hit*, el director no piensa en sacarlo del partido.

Comencé el octavo episodio rompiéndole el bate a Todd Benzinger. Desafortunadamente, la pelota rebotó en sus puños y pasó por encima de la cabeza de Robby Thompson para una primera base. Una de esas cosas insignificantes otra vez: Un golpe de chiripa y, lo que es más peligroso, para ventaja.

Oliver, su receptor, fue el siguiente. Mi primer lanzamiento para él fue afuera sobre el plato, una pelota que podría haber mandado a un kilómetro de distancia, pero no la bateó bien. Mandó un vuelo de rutina al jardín izquierdo. Un *out*.

Su novato de tercera base, Scott Madison, vino después. Le arrojé exactamente la misma pelota que a Oliver, y Madison la bateó con fuerza. La pelota rebotó del muro del jardín izquierdo, y él avanzó con un doble.

Con hombres en la segunda y la tercera y sólo un *out*, Pete Rose cambió a su lanzador Rob Dibble por Ron Oester. Oester me dio mucha guerra. Combatimos hasta la cuenta de tres y dos, y entonces lo saqué. El bateó y no le dio a la pelota *slider* por la puerta de atrás. El público rugía de emoción. Yo levanté el puño.

Dos *outs*. Uno más y se me acabarían los problemas. Luis Quiñones bateó. La cuenta fue a dos bolas y un *strike* cuando le lancé la pelota con la que me ganaba el pan, una *slider* por la puerta de atrás. No fue un lanzamiento excelente. Estaba un poco alto. No se quebró mucho. Quiñones, que no es muy agresivo, golpeó la bola con todo el bate. La pildorita blanca voló alto y profundo al jardín izquierdo, y yo la miraba con desánimo. Pasó por encima de la cerca de cadenas del jardín izquierdo y, de repente, se convirtió en un recuerdo para los chicos que se precipitan a agarrar las bolas.

Me sentí mareado un momento. Un lanzamiento malo, y una ventaja de cuatro carreras se reducía a una. Cuán rápido puede cambiar el partido.

Eso ocurrió tan rápido que Roger ni siquiera tenía a un lanzador en calentamiento. Continué y le lancé al paracorto de ellos, Richardson, que envió un roletazo débil al jugador entre la segunda y la tercera base.

Al ir al cobertizo, recibí otra ovación de pie.

Yo sabía que estaba acabado. Debía batear en la segunda parte del octavo y, a pesar de mi buen bateo aquel día, pues había ganado base por bolas dos veces, estaba seguro que Roger me sacaría. Así fue, y Kirt Manwaring salió a batear por mí. Roger llamó a Steve Bedrosian, nuestro detenedor, para que cambiara el partido a nuestro favor.

Yo no iría a ducharme mientras el partido estuviera en peligro. Me quedé en el cobertizo. Quería ver a "Bedrock" conseguir los últimos *outs*.

Cuando Bedrosian fue al montículo a calentarse, el público comenzó a gritar. Pasó un minuto antes de que me diera cuenta que me estaban dando ánimo, sin cesar.

Terry Kennedy estaba junto a mí y me gritó:

— Sal allá. Es tu día. Haz la venia.

Me dio un empujoncito.

— Vamos, adelante.

Así lo hice. Salí al campo de juego, volví a mirar esas hileras de aficionados que gritaban a todo pulmón, y me quité la gorra. Era mi décima segunda ovación de pie del día.

Volví al cobertizo, pero los fanáticos no cesaban. Era como si tuvieran la necesidad de gritar y aplaudir para expresar su entusiasmo. Querían que saliera otra vez. Algunos compañeros me hacían señas:

— ¡Sal otra vez! ¡Vamos, Dave!

Subí por las escalones. Volví a mirar a los millares de personas que nunca conocería, pero que compartían aquel momento conmigo. Levanté ambas manos hacia los aficionados en señal de agradecimiento.

Bedrock tenía mucho fuego. Les arrojaba con fuerza, y los mejores de la alineación de los Rojos no podían con él. Eric Davis mandó un roletazo al paracorto. Herm Winningham salió por *strikes*. Ken Griffey también. Así terminó el partido.

Yo estaba de pie antes del último *strike*. Terry Kennedy me dio un abrazo. Corrí a la lomita. Otros compañeros de equipo me agarraban y me daban palmadas en la espalda para felicitarme por el partido. Will Clark fue uno de los últimos en llegar hasta mí. Abrió los brazos para darme un abrazo grande. Los aficionados seguían aplaudiendo y gritando, como si nunca fueran a cesar, aun mientras yo salía del campo de juego.

Janice no había visto los últimos *outs*. Los agentes de seguridad de *Candlestick Park* le habían dicho que querían sacarla del estadio tan pronto como yo hubiera terminado de lanzar. Así que ella y los niños se abrieron paso despacio a través de la multitud, en dirección al club, mientras Bedrock terminaba el partido por mí. Tenía la cara roja por las lágrimas. Ella contaba los aplausos, sabiendo que cada uno era un *out*. Uno, dos, tres.

Los guardias de seguridad la llevaron al túnel largo y ancho por donde entran los jugadores del *bull pen* después del partido. Los jugadores uniformados venían en montón hacia el club. De repente, nuestro nuevo lanzador de relevo, Jeff Brantley, la vio. El es un muchacho de baja estatura y musculoso, lleno de ánimo. Tenía una sonrisa grande en el rostro y le gritó:

— ¡Mira, chica, ganamos!

La agarró y comenzó a dar saltos. Entonces Craig Lefferts, otro relevo, la vio, y también se puso a saltar. Estaban los tres enredados y abrazados. Janice gemía.

— ¿Qué estás haciendo aquí?

Jeff le preguntó al fin. Las esposas y los familiares suelen esperar en el estacionamiento para los jugadores, después de los partidos.

— Espero a David — dijo ella.

— Pues, no viene por aquí. Ven al club.

Janice nunca había estado en el club, en todos nuestros años. Las únicas mujeres que entran allá son las periodistas. Ella tenía vergüenza, pero los muchachos estaban contentos de llevármela.

Me vio. La vi. Yo estaba frente a mi ropero, todavía con el uniforme. Janice se acercó con los brazos abiertos.

— Oh, David — dijo.

La apreté contra mí. Miré por todo el cuarto. Había absoluto silencio. Los hombres estaban junto a sus roperos, mirándonos. Después se acercaron uno tras otro a Janice y la abrazaron.

Me hice envolver el brazo con una compresa de hielo, y después Janice y yo fuimos a la entrevista con la prensa que tendría lugar en los vestuarios del equipo de fútbol norteamericano. La entrada fue difícil. Allí estaban los periodistas de *Sporting News*, *Sports Illustrated*, *Christian Science Monitor*, la revista *People*, y también los programas de TV *Today*, *Entertainment Tonight* y *CBS Morning News*. Todos los personajes más destacados del mundo de las noticias y los espectáculos estaban allí.

Roger Craig estaba hablando. Les había dicho lo conmovedor que había sido el partido para él, y que pensaba que su importancia llegaba más allá del béisbol, con un mensaje para la gente de toda la nación que se enfrentaba a enfermedades o adversidades. Entonces Roger me pasó el micrófono.

Había silencio en la sala, casi como si nadie supiera por dónde comenzar. Me hicieron una pregunta pero me di cuenta, casi tan pronto como comencé a responder, que tenía algo que necesitaba decir antes de que lo olvidara en el interrogatorio siguiente.

— Antes de contestar más preguntas — les dije —, es importante que dé crédito a los que lo merecen. Quiero dar alabanza y gloria a Jesucristo por darme la oportunidad de volver a jugar.

Después agradecí a los médicos, terapeutas, entrenadores y todos los demás que habían hecho posible mi regreso. Traté de aclarar que pensaba que mi regreso era un milagro por el cual Dios merecía la alabanza.

La conferencia de prensa continuó por mucho tiempo. Había, a menudo, pausas largas entre las preguntas. Creo que los periodistas todavía trataban de absorber lo que habían visto y oído.

Muchas preguntas tenían que ver con mi futuro. ¿Cómo me sentía? ¿Qué esperaba del resto de la temporada de béisbol? Les dije a los periodistas que esperaba poder lanzar normalmente a partir de entonces. En cuanto al futuro, tendría que vivirlo un día a la vez.

— Me siento bien, pero después de lo que pasó hoy, todo lo demás es como la yapa.

Janice y yo salimos, por fin, del estadio, con una buseta y un automóvil llenos de parientes que habían venido de visita, apenas a tiempo para quedar atascados en un tráfico fenomenal. Escuchábamos la radio. El partido era el único tema, no importa cuál estación sintonizáramos, aun en las noticias nacionales. Era como si Dios hubiera permitido que todo el mundo se tomara un día libre, sólo para poner su atención en nuestro juego de *Candlestick Park*.

Salimos a cenar con mis padres y algunos amigos de la familia. Después, Janice y yo decidimos visitar a Atlee y Jenny Hammaker. Llegamos a su casa al mismo tiempo que ellos arribaban del aeropuerto. Atlee acababa de llegar de Alabama, demasiado tarde para el partido. El había escuchado el resultado final, pero quería saber los detalles. Hablamos hasta la medianoche.

Cuando, por fin, llegamos a casa, había veintiséis mensajes en la grabadora del teléfono. Los amigos de todos los lugares donde habíamos vivido llamaban. Habían llegado plantas y flores todo el día, y habían colocado más en nuestra entrada y la de los vecinos. El lugar parecía como un vivero.

Al fin llegó la hora de acostarnos. Janice y yo estábamos solos por la primera vez desde la mañana. Nos arrodillamos junto a la cama para orar, como hacemos a menudo, yo en mi lado y Janice en el suyo. Por un momento hubo silencio. Luego levanté la cabeza y miré a Janice.

— ¿Te has dado cuenta ya de lo que pasó hoy? — le pregunté —. ¿Lo has entendido?

Ella dijo que no y exhaló un suspiro:

— No, todavía no, David. Es como si yo fuera una espectadora.

— Yo igual — le dije.

19

La lanzada

De repente, todo volvió a la normalidad. Durante los diez meses anteriores, o más, si se cuenta el año de problemas en el hombro, había vivido en la incertidumbre. ¿Volvería al béisbol o no?

Después del maravilloso día del diez de agosto, la duda había desaparecido. Como una ola grande en una playa de Hawai, la atención había crecido, surgido, nos había levantado y arrastrado, y después había pasado a otra cosa, dejándonos en el agua espumosa y tranquila de su estela.

Sabíamos que podríamos llevar una vida normal. Se sentía tan bueno ir al estadio ese fin de semana a entrenar como un miembro regular del equipo, un jugador que hacía una contribución además de dar ánimo a los otros. También se sentía bien despertar el viernes por la mañana con el entumecimiento normal del lanzador al día siguiente del partido, flexionar el brazo y probarlo, observar el ardor en la pierna por la patada y en la cadera por la rotación y sentir los músculos de la espalda y el pecho. En el club, yo era sólo uno más de los muchachos, ya no más un caso especial. No importa cuántas veces me hubieran dicho que era uno de ellos, no había sido cierto de veras, hasta aquel día.

El domingo, el equipo no tuvo práctica con bateador, entonces Janice y yo pudimos ir a la iglesia juntos; algo muy especial para nosotros durante la temporada regular. Mis padres se quedaron un tiempo, de modo que pasábamos los ratos libres con ellos. Y nos deleitábamos en repasar lo que había ocurrido.

Algunas cartas llegadas a raíz de la campaña para Alex

Vlahos me llenaban de emoción. Por ejemplo, dos cartas llegaron del Centro de Desarrollo Sonoma, una institución del estado para los incapacitados mentales. Una era de un miembro del personal profesional y explicaba que David y Harry eran dos ancianos que habían pasado la vida en el centro. Durante cincuenta años han conforado un equipo. Harry no puede hablar, entonces David habla por él. David no puede caminar, entonces Harry empuja su silla de ruedas. Son hinchas de los Gigantes, y escuchan todos los partidos. Cuando supieron de la campaña para Alex pasaron un recipiente y reunieron $29,62 dólares en mi nombre.

La segunda carta era de David y Harry. Escribieron:

> Apreciado señor Dravecky:
> Le enviamos una donación para el niñito que tiene leucemia. Harry y yo pusimos dinero poco a poco en nuestro fondo. Usted resistió ocho episodios y nos ha llenado de satisfacción.
> Hay personas que nos han ayudado, por eso queremos ayudar a otros.
> > Sinceramente,
> > David y Harry

Les mandé una pelota autografiada en agradecimiento. Después supe que era su posesión más querida. Había otras cartas dirigidas a la estación de radio:

> El cheque que incluimos no es para cumplir una promesa. Es en honor de nuestra sobrina-nieta que murió el año pasado a los seis años de edad, porque no pudieron hacerle un transplante de médula ósea.
> Es maravilloso lo que ustedes han hecho al ayudar a Dave Dravecky a llamar la atención a esa necesidad y satisfacerla.
> > Dios bendiga a todos,
> > I. y B. M.

Caballeros:
Acepten, por favor, el cheque de cien dólares

que incluyo como contribución a la Fundación Salvavidas. Tuve la fortuna de haber estado en el estadio esta tarde y todavía me siento asombrado por tal experiencia. El hecho que Dave Dravecky pudo lanzar tan bien después de todo lo que le ha pasado fue sorprendente; pero me encuentro aun más impresionado por la fortaleza de carácter y la serenidad interior que ha demostrado a través de su lucha. Es una de las únicas personas que podría describir como verdaderamente inspiradoras, y me siento honrado de poder donar algún dinero en su nombre para una causa que él considera digna. Quisiera poder dar un millón de dólares en vez de cien.

Este no ha sido un buen año para hallar héroes en el béisbol, pero Dave Dravecky es una excepción feliz a esa regla. Me siento orgulloso de ser un hincha de los Gigantes.

Sinceramente suyo,
S.P.

Apreciado personal de KNBR:

Quiero agradecer a KNBR por aceptar dinero a nombre de Dave Dravecky, y por la integridad con la cual presentan su historia. Ustedes le han permitido ser quien es, hablar de su fe, aunque la gente que no entiende el impacto de la fe verdadera pudiera burlarse o quejarse por oír sus palabras.

¿A quien quisieran los padres que su hijo se pareciera? Yo sé la respuesta. Está mal que convirtamos en héroes a personas que no son heroicas en su propia vida. No importa cuánto nos guste la música de Elvis Presley, el mundo sobrevive sin ella. También sobrevive sin béisbol, y soy un hincha leal y entusiasta de los Gigantes. No sobrevivirá sin la integridad moral y la fe expresada con la vida que demuestra Dave Dravecky. Dave no es perfecto, estoy seguro; nadie en la tierra lo es; pero ¡es una inspiración para todos nosotros, un verdadero ejemplo de una gran persona, cuya vida multiplicada muchas veces haría de nuestro país un lugar mucho más seguro, amable y placentero donde vivir!

Con mucho aprecio,
S.G.

Apreciados señores de KNBR:

Yo no creo en milagros, pero estuve en *Candlestick Park* ayer cuando Dave Dravecky y los Gigantes vencieron a los Rojos. Sí creo que ciertos individuos, debido a su fe, dedicación o perseverancia, pueden crear un momento extraño en el cual millares de personas experimenten un sentimiento genuino y abnegado de hermandad. Un sentimiento que trasciende las fronteras raciales, religiosas, de prejuicios y, por qué no decirlo, aun trasciende al béisbol en un partido de los Gigantes.

Dave Dravecky es uno de esos individuos inspiradores. Me inspiró a hacer varias cosas que no suelo hacer. Usualmente, no escribo cartas ni envío dinero a estaciones de radio, ni aprecio mucho a los otros seres humanos, en general. Así que como resultado del gran día de ayer en el estadio, les envío cincuenta dólares a nombre de Dave Dravecky para el Fondo de Caridad de KNBR, para Alex y todos los otros chicos como él.

Sinceramente,
M.B.

Hubieron muchísimas cartas más. No sé cómo afectan al lector, pero ellas nos conmovieron a Janice y a mí profundamente. Era una sensación increíble el saber que nos exaltaban por encima de nuestros intereses ordinarios, que se usaba nuestra vida para animar, ayudar y estimular a otros a quienes ni siquiera conocíamos. Era claro que no era obra nuestra. En todo lo que habíamos pensado era en volver a jugar béisbol, de la mejor manera posible, siempre manteniendo la atención en la voluntad de Dios, no en la nuestra. Dios había tomado eso y le había dado más importancia de lo que hubiéramos podido imaginar.

Sabíamos bien que, aunque nuestra vida volviera a lo normal, esto nunca volvería a ser lo mismo que antes. Habíamos visto lo que Dios puede hacer de lo "normal", lo cual es una aventura.

Se notaba que la gente había oído lo que yo había dicho en la entrevista para las noticias acerca de que el crédito pertenecía a Jesucristo. Uno de los periodistas del periodico *San Francisco Chronicle* escribió una columna sobre el tema unos pocos días después. Describía la confusión de sentimientos sobre la "patrulla de Dios" de los jugadores cristianos de los Gigantes, y sus conflictos de conciencia al informar sobre mi entrevista con la prensa después del partido. Dijo que había subido a la sección de prensa y encontrado a muchos preguntando: "¿Vas a escribir acerca de Dios?" o "¿Cuánto vas a poner acerca de Dios en tu artículo?" El admitió que había decidido no mencionar a Dios cuando escribiera su informe. Entre otros factores, temía que la gente no lo leyera.

Entiendo eso. A menudo me he sentido intimidado, al saber que a algunas personas no les gustaría oírme hablar de mi fe; pero había decidido que, de la mejor manera posible, sin tratar de imponerme, quería decir lo que de veras creía. En los informes diarios del béisbol, Dios no aparece como un factor importante. Los cristianos no lanzan de modo muy diferente de los que no lo son; pero no era posible hablar de mi regreso triunfal sin nombrar a Jesucristo. Sin El, no hubiera habido una historia para contar. Parte de la satisfacción que teníamos Janice y yo, como resultado de aquel día increíble, era el saber que yo había tenido la oportunidad de quitarle un poco de notoriedad a Dave Dravecky y darla a Dios, a quien pertenece verdaderamente la gloria.

El lunes salí con el equipo para Montreal. Esa vez, estaba de veras contento de viajar. Durante un año casi no había viajado con el equipo, con la excepción de los dos viajes de junio y julio acompañado de la familia. Después de todas las actividades por las que había pasado, esperaba ansioso la vida menos complicada de los viajes con mis compañeros para jugar al béisbol.

Como es un vuelo largo y cansador hacia el este, y al ir a Montreal hay que pasar por la aduana, no pude acostarme hasta tarde; pero eso estaba bien. Cuando viajo mantengo la hora de California, quedándome despierto hasta las dos de la mañana en la costa oriental, y levantándome tarde a la mañana siguiente. El partido del martes era de noche, así que tendría todo el día para descansar. Me tocaba lanzar.

A la mañana siguiente, Bob Knepper y yo nos encontramos y fuimos a una librería que Bob quería visitar. El día estaba nublado y fresco, pero era agradable salir a caminar por las calles del centro. Montreal es una ciudad hermosa, y me gusta estar activo el día que me toca lanzar. Si uno se queda acostado en el hotel, se puede sentir flojo en el estadio. Se siente cansado allí porque se ha sentido cansado todo el día.

Bob había ingresado a los Gigantes el mismo sábado que yo había volado de Tucson. Los Astros de Houston lo habían dejado libre, y los Gigantes lo reclutaron para fortalecer el grupo de lanzadores. Conocía un poco a Bob. Tenía la reputación de ser muy terco, lo que hacía que algunas personas se apartaran de él, pero me gusta la gente terca, porque yo también lo soy. También me gustan los libros, y sabía que Bob leía todo libro que cayera en sus manos. Pensaba que me gustaría ir a una librería con él.

Mientras caminábamos, hablábamos de mis experiencias de la semana anterior. Le conté a Bob del agradecimiento que llenaba el corazón de Janice y el mío, y lo maravilloso que se sentía regresar al equipo.

— Bob, no tienes idea de lo emocionante que ha sido vivir en medio de un milagro. Yo estaba en la lomita, poniendo la bola donde quería, y sacando bateadores. Era increíble. Además de eso, tuve una entrevista de prensa con muchos periodistas, y la oportunidad de darle crédito a Jesucristo. De todo lo que he hecho en el béisbol, eso es lo máximo.

Habíamos hablado de eso por unos minutos cuando Bob me dio una idea nueva.

— Dave, es excelente que hayas tenido la oportunidad de

dar crédito a Dios por tu recuperación, pero veo otro milagro que trasciende lo que le pasó a tu brazo. Se trata del milagro que Dios comenzó en tu vida hace ocho años en Amarillo. Me parece que es allí donde debemos poner la atención. Es excelente que Dios te haya dado otra oportunidad de lanzar, pero eso es muy poco comparado con la oportunidad que te ha dado de vivir con El eternamente.

No creo que Bob hubiera pensado en lo que decía hasta que las palabras le brotaron de la boca. Fue algo que se nos ocurrió a los dos, al mismo tiempo. Bob no me estaba corrigiendo, sino presentándome una imagen más amplia de lo que ocurría.

— ¿Ves? — continuó —. Como yo lo entiendo, podemos hablar de nuestras experiencias todo lo que queramos, y está bien dar a Dios la gloria cuando podemos superar obstáculos; pero sabemos que vivimos en un mundo perdido y moribundo, y la gente necesita saber mucho más que el hecho de que Dios te ayudó a recuperarte del cáncer del brazo. Necesitan saber que Cristo puede transformarles la vida, así como está transformando la tuya. Necesitan saber cómo derribar las barreras que existen entre ellos y Dios. En efecto, necesitan saber que esas barreras ya están derribadas por lo que Jesús hizo por ellos en la cruz.

Seguimos caminado hasta la librería, y después fuimos a almorzar. Todo el tiempo, mientras caminábamos, hablábamos de la perspectiva que presentaba Bob. Me tomó tiempo entender bien lo que él quería decir, pero cuando entendí, me sentí profundamente entusiasmado y estimulado. Después de todo, ¿qué significaba mi recuperación para la gente? ¿Qué bien hacía mi regreso para animarlos e inspirarlos a esforzarse más, cuando no estaban seguros de por qué estaban vivos?

Bajo el techo del coliseo cubierto de Montreal había quizás veinte mil aficionados aquella noche; un buen público pero nada extraordinario. No me dieron una ovación de pie. No la esperaba. Buscaba la oportunidad de ganar mi segundo partido de la temporada. Yo había vuelto a la normalidad, y ese era un partido normal. Así lo quería.

Después de tres episodios, me sentí confiado. Había pasado por toda su alineación de bateadores sin ceder ni un *hit*. Cuando me tocó batear, conseguí un *hit*. No lanzaba tan duro como cinco días antes, y mi control no era tan preciso, pero lanzaba, manteniendo la bola baja, y haciendo las adaptaciones que eran necesarias para ganar.

En el quinto episodio tuve dificultad con el control, pero Roger Craig no pensaba en poner en calentamiento a un lanzador de relevo. Pensaba que yo iba bien. Después de cinco episodios, había cedido sólo tres *hits* y ninguna carrera.

En el cobertizo, después del quinto, me sobaba el brazo izquierdo. Lo sentía raro. No me dolía, exactamente, pero sentía como un estremecimiento.

Brett Butler, nuestro jardinero central, estaba cerca. Observó lo que yo hacía y se acercó.

— ¿Está todo bien? — me preguntó.

— Sí, todo está bien — le dije —. Siento un poco de entumecimiento.

La picazón se sentía como si viniera de los músculos.

Hacía mucho tiempo que el doctor Muschler me había advertido que si llegaba a sentir dolor en el brazo, debería dejar de lanzar inmediatamente. Me había advertido de la posibilidad de una fractura, pero yo no pensaba en eso. Había hecho tanto en los meses transcurridos después de aquellas advertencias, y nunca había tenido el menor problema. La idea de que eso era una señal de advertencia nunca me pasó por la mente.

Causamos un poco de excitación en el plato en ese episodio. Will Clark ganó la primera base y con un *out* Matt Williams bateó la pelota lejos. Eso ponía el puntaje 3-0 cuando fui trotando a la lomita para la segunda parte del sexto. Me enfrentaba a los mejores jugadores de la alineación de los Expos.

Comencé mal, llegando afuera y por encima del plato a Dámaso García y mirando que la bola volaba sobre la cerca del jardín izquierdo para un cuadrangular. Andrés Galarraga era el siguiente. Llegué por dentro, mientras él se hundía hacia afuera y sobre el plato en espera de una pelota por fuera. Lo engañé, pero la pelota fue demasiado por dentro y le pegó al bateador, que pasó a la primera base.

Robby Thompson vino de la segunda y me preguntó:

— ¿Te sientes bien?

— ¡Me siento muy bien!

A cinco mil kilómetros de distancia, en California, Janice estaba sentada junto a la piscina de los apartamentos, hablando con mis padres y mirando a Tiffany y Jonatán que estaban nadando. No estaban pasando el partido en la TV, y ella lo escuchaba en su radio portátil. Cuando le pegué a Galarraga se puso nerviosa, como el director técnico, porque mi control no era bueno. Ella empezó a hablarle a Roger Craig:

— Sácalo de allí, Roger. Sácalo antes que se meta en un problema.

Pero Roger estaba muy lejos para oírla.

Llegó el bateador Tim Raines. Yo tenía la pelota en el guante, y la sobaba. Estaba descontento por poner a un jugador en base, y sabía que tendría que lanzar bajo para sacar a Raines. El es un bateador muy duro, y representaba la carrera del empate.

Me puse en posición para lanzar, miré a Galarraga en primera, luego giré sobre la pierna izquierda, al mismo momento levantando la mano izquierda y moviéndola hacia atrás para el lanzamiento. Apoyándome en el caucho, lancé la pelota.

Junto a la oreja oí un ruido alto como de algo al romperse. El sonido se oyó por todo el campo. Sonó como si alguien hubiera roto una rama pesada de un árbol.

Sentí como si se me hubiera separado el brazo del cuerpo y fuera volando hacia el plato. Me agarré el brazo, por instinto, tratando de atraerlo. La pelota salió de la mano y voló muy alto, pasando lejos de Terry Kennedy, que se sorprendió y corrió tras ella.

No me preocupé de la pelota, ni del jugador que corría vacilante por las bases, como si, sólo esa vez, se sintiera verdaderamente culpable de ganarlas sin ayuda. Me agarré el brazo para que no se fuera volando, y caí de la lomita, de cabeza y dando tumbos. Grité con toda la fuerza de los pulmones. Caí dando un salto mortal completo de 360 grados, y seguí rodando hasta parar de espaldas y con los pies hacia el jardín central. Sentía el brazo como si me hubieran pegado con una hacha de carnicería. Nunca he sentido tanto dolor. No se lo deseo a nadie nunca.

En un instante Will Clark estaba allí, mirándome. Me retorcía y gruñía, tratando de respirar, y decía:

— ¡Oh, el dolor me mata, Will! Está roto. Está roto. Siento que me rompí el brazo.

20

El cambio de enfoque

Aun a través del dolor, mis pensamientos fluían vívida y claramente. Al caer, agarrándome el brazo, supe que todavía estaba adherido al cuerpo. Cuando golpeé el suelo pensé que el hueso habría perforado la piel y se saldría del hombro. No quería tocarlo, pero tenía que saber. Pasé la mano derecha con cuidado hacia arriba por el brazo y vi que todo estaba intacto.

Pensé que se me había soltado un músculo o dislocado el hombro. Al mover el hombro, sentía que ese no era el caso. El dolor venía de otra parte. Hice el diagnóstico al instante: Tal vez me había roto el brazo.

Esas ideas me pasaron por la mente en cuestión de segundos. Mientras tanto temblaba, gemía y gritaba de dolor. Por la piel me corría el sudor abundante. Arriba y a mi alrededor, el estadio había caído en un profundo silencio. Pienso que hasta se podría oír a alguien comiendo maní en la sección más alta.

Mark Letendre, nuestro entrenador, llegó a mi lado como un relámpago. Debido al dolor, sostenía la respiración por largos períodos de tiempo. Mark comenzó por decirme cómo respirar:

— ¡Inhala por la nariz y exhala por la boca, Dave! Respira por la nariz, saca el aire por la boca. ¡Vamos, Dave, respira conmigo!

Parecía un repaso del curso de Lamaze.

Decía, entre los respiros:

— Estoy bien. Sólo me duele.

— Cállate, Dave, y respira. Inhala por la nariz . . .

El dolor fue pasando hasta que pude estar acostado tranquilo, mirando el círculo de caras. Roger Craig, sin saber qué hacer, se inclinó y me abrazó. Mark me examinaba el brazo.

Mientras tanto, aparte del tumulto que me rodeaba, y aun del dolor, yo pensaba en otras cosas. Me asombraba lo que pasaba. Pensaba que ya había logrado el regreso triunfal, y podría volver a la normalidad. Ahora ocurría esto.

Ni por una décima de segundo estuve enojado. Estaba maravillado y lleno de certeza de que Dios estaba escribiendo otro capítulo de mi vida. Se revelaba algo más, algo asombroso.

Trajeron una camilla, la pusieron junto a mí y querían acostarme en ella. Les dije que no, con los dientes entrecerrados:

— Déjenme salir caminando, estoy bien.

— Cállate, Dave. No vas a caminar.

No quería salir del estadio en posición horizontal. No soy esa clase de persona. Entonces les pedí que por lo menos me dejaran sentar. Contra su voluntad me dejaron. La camilla tenía una armazón de alumnio que se podía acomodar a propósito.

La pasada a la camilla no fue fácil. Tan pronto como comencé a levantarme, me di cuenta de que el brazo izquierdo estaba colgando. Cuando me moví, el dolor pasó por él y pareció adueñarse de todos los nervios del cuerpo. No quería que nadie lo tocara. Por fin, y con mucho esfuerzo, pude sentarme y pasar a la camilla. Me llevaaron por el túnel y hasta el cuarto de entrenamiento. Allí me pusieron sobre una mesa.

Scotty Garrelts estaba de pie junto a mí, con lágrimas en los ojos. — Dave, ¿quieres que llame a Janice?

Le dije que sí, que la llamara.

— ¿Qué quieres que le diga?

— Dile que estoy bien, y que creo que me fracturé el brazo.

Ella escuchaba el partido junto a la piscina, y no se dio cuenta al principio de la gravedad de mi herida. Los anunciadores de radio deliberadamente le restaron importancia a mi caída; no querían asustar a la gente al describir lo que habían visto. Janice estaba más preocupada de que Andrés Galarraga fuera a pasar a la tercera que de mí. Hubo una pausa larga en la acción. Janice oyó que uno de los anunciadores decía que no podía ver lo que pasaba porque yo estaba rodeado de jugadores de los Gigantes y de los Expos de Montreal. Ella se levantó, al darse cuenta de que algo andaba muy mal. Tomó la radio, queriendo que dijera más y deseando entrar a él para poder ver. Casi lo arroja lejos. Le rodaban las lágrimas por la cara.

Corrió a la casa, dejando a los niños con mis padres, y llamó a los Hammaker. Jenny contestó el teléfono. Ella dijo que Atlee (quien estaba en casa recuperándose de la operación de la rodilla) llamaría a Montreal para comunicarse con el club. Janice colgó y esperó, caminando y escuchando el radio. Unos pocos minutos después el teléfono timbró. Era Scott. Le dijo lo que yo había dicho.

Durante el resto de la noche nuestra casa era un caos, con el teléfono timbrando, gente venía, los niños entraban y salían corriendo y Janice esperaba oír más noticias.

El doctor Brodrick, el director médico de los Expos de Montreal, apareció en el club. El quería que moviera el brazo a otra posición. Al fin, le dije que no podría ser; el brazo me dolía mucho. Entonces él y Mark Letendre me entablillaron. Me envolvieron el brazo bien apretado contra el cuerpo, como en cabestrillo.

Un puñado de jugadores y entrenadores miraba mientras el médico hacía su trabajo. Al Rosen, el gerente general de los Gigantes, estaba allí, mirando asombrado. Así también estaba Bob Knepper.

Los beisbolistas no expresan mucho sus emociones, no las más tiernas, por lo menos. Aquel día, sin embargo, las corrientes emotivas corrían sin control. Terry Kennedy expresó bien los sentimientos cuando le dijo a un periodista:

— Hace mucho tiempo que conozco a Dave, y es tal vez mi mejor amigo. Esto no le debe suceder a gente como él, porque él se ha esforzado tanto por volver al béisbol. Esto no le debe pasar a la gente buena.

Después del partido, Roger Craig no podía ni hablar. Lloró delante de los periodistas, que tuvieron que esperar en silencio durante un minuto antes de que él pudiera hablar.

El partido continuó mientras yo yacía en el cuarto de entrenamiento, y sólo un puñado de jugadores estaba presente. De repente, Mike Fitzgerald, el receptor de los Expos, entró corriendo con todos sus elementos de receptor puestos. Danny Gausepohl, con quien había jugado en Amarillo, es el tío de Mike. Por medio de Danny, Mike y yo nos hicimos amigos.

Mike me miró con lágrimas en los ojos, me tomó de la cabeza y me acercó a él. Me abrazó y me besó.

— Te amo hermano — me dijo, se dio vuelta y salió corriendo.

Yo me quedé mirándolo con asombro. Estoy muy seguro de que *eso* nunca había ocurrido antes en el béisbol.

Una ambulancia llegó, y estaban a punto de llevarme cuando Bob Knepper se acercó a mí y me sugirió que oráramos. Miré a Al Rosen y le pregunté si estaba bien. El dijo que sí. Brett Butler había entrado, y me puso la mano encima. Bob me tenía una mano sobre el hombro.

No recuerdo lo que dijo Bob. Estoy seguro que oró que la paz descendiera sobre mí. No fue lo que dijo, tanto como la manera de decirlo. A Bob le fue duro expresar sus palabras. Se le quebraba la voz, y tenía que hablar despacio para sacar las palabras. Su oración estaba empapada de su amor por mí.

Mientras él oraba, el espisodio había terminado, y los jugadores de los Gigantes entraron corriendo del campo de juego. Los podíamos oír corriendo hacia nosotros y, luego, al entrar al cuarto, quedaban en silencio. Cuando Bob terminó, el cuarto estaba lleno con veinticinco compañeros, todos en silencio. Había una dominante sensación emotiva. Alcé la mirada y vi que muchos compañeros tenían los ojos inundados de lágrimas.

La oración de Bob me quitó toda la ansiedad que me

quedaba. Yo sabía que estaba en las manos de Dios.

Mientras me sacaban, me volví a Terry Kennedy. Estaba de pie junto a mí, con los ojos llenos de lágrimas, mirándome y como diciendo: *¿Qué te va a pasar ahora?*

— Oigan — dije —, ganen el partido por mí, muchachos. No quiero que se evapore la ventaja, porque tal vez no lance más en esta temporada, y quiero que mi marca sea 2-0. Quiero terminar el año invicto.

Terry me miraba como si me hubiera vuelto loco.

Entonces saludé al chofer de la ambulancia.

— Este ha sido un día difícil para mí — le dije —; así que lléveme allá a salvo. Ya he tenido bastante conmoción.

Qué hace uno en las salas de emergencias de los hospitales? Esperar, por supuesto. Empujaron mi camilla por un pasillo y esperé mientras los funcionarios de los Gigantes firmaban formularios y respondían las preguntas. Pedí que alguien llamara a Janice y le dijera que yo estaba bien. Después me llevaron para las radiografías, y el médico que me había visto en el estadio vino a examinarme. Determinaron que tenía el brazo roto, una fractura sin separación ni otros daños. Fue mientras estaba en el hospital que pensé que la fractura se debería al congelamiento del hueso.

Después que los médicos me enyesaron el brazo, no había razón para tenerme en el hospital. Alguien llamó un taxi y, poco antes de la medianoche, me fui a mi cuarto. Estaba ansioso de llegar al hotel. Quería estar con mis amigos.

No había tomado pastillas, así que me retorcía del dolor; pero pensaba de manera casi extraña, muy positivamente. No soy masoquista, y por cierto que no me gustó que se me quebrara el brazo, ni quisiera repetir esa caída de la lomita; pero emocionalmente todavía me dominaba el entusiasmo que había comenzado el diez de agosto, y aun más después de mi conversación con Bob Knepper. Sentía mucha gratitud y grandes esperanzas. No tenía idea de lo que vendría después en esta aventura, pero confiaba en que Dios tenía cosas maravillosamente buenas reservadas para mí. Casi lo podía ver abriéndome paso, y mi destino aclarándose.

Cuando volví al hotel, todavía uniformado, llamé a Janice. Quería que ella me oyera decirle que estaba bien.

Estaba sentado en la cama, apoyado en almohadas. Unos pocos compañeros vinieron al cuarto al saber que había regresado. Entraban despacio y serios, como si estuvieran en un funeral, pero pronto se dieron cuenta que ese no era el ambiente. Me sentía muy contento de estar con ellos.

Scott Garrelts estaba allí, y también Jeff Brantley, que había entrado a remplazarme cuando me rompí el brazo. Supe en el hospital que habíamos ganado el partido. Mientras hablaba con Janice, vi a Steve Bedrosian en el pasillo. Bedrock había entrado en el noveno otra vez para salvar el partido; habíamo ganado por una carrera, 3-2.

—Oye, Bedrock, jugaste muy bien. Gracias por salvar el partido, hombre. Ahora estoy 2-0 y tengo poder para negociar para el próximo año.

Estaba bastante ruidoso para alguien que se acababa de romper un brazo. Janice dijo que se oía como si estuviéramos de fiesta.

Pronto nos calmamos y con Scott Garrelts, Jeff Brantley, Greg Litton y Bob Knepper atacamos el barcito del cuarto, nos tomamos todas las coca-colas y comimos todas las barras de chocolate. Sentí mucha hambre y mandamos a Jeff y Scott a traer comida. Se tardaron como una hora, llegaron mojados y traían mucha comida. Habían recorrido todo Montreal en la lluvia, en busca de hamburguesas, y al fin tomaron un taxi que los llevó a un restaurante de *Burger King*.

Entonces serían como las dos de la mañana. Sabía que me sería difícil dormir, pues los médicos me habían mandado que durmiera sentado.

— Oigan, ¿por qué no nos quedamos levantados toda la noche? — les sugerí.

Si iba a estar despierto quería compañía, y nos divertíamos.

Nos quedamos despiertos hasta las cinco. Hablamos de los matrimonios, y la importancia de dar a las esposas el primer lugar en nuestros horarios. Hablamos de béisbol, de las presiones de la competencia. Nos reímos mucho. Les conté de lo que Bob y yo habíamos hablado aquella mañana. En tales circunstancias, la verdad de sus palabras era más evidente que nunca.

Cuando la luz apareció en el horizonte, terminamos la velada con oración, y los otros desaparecieron para dormir un poco. Sentí una paz maravillosa. Tomé *Tylenol* con codeína y pude dormir un poco durante dos horas y media antes de que fuera la hora de levantarme otra vez.

Como a las ocho, Scotty vino a mi cuarto y asomó tímidamente la cabeza en la puerta.

— Dave, me dijiste que viniera.

— Sí, entra.

Todavía estaba lleno de tierra, la que se me había pegado al caer de la lomita. Tenía el cabello sucio. Le había pedido a Scott que me ayudara a alistarme para el viaje. En especial, le había pedido que me lavara el pelo. Pensaba que no podría hacerlo con el brazo enyesado.

De veras no sé quién tenía más vergüenza, si Scotty o yo. Era una escena muy divertida, el ver a dos hombres, atletas, tratando de lavarle el pelo a uno. No voy a entrar en detalles. Me sentía muy bien al estar limpio. Scott me ayudó a empacar mis cosas y alistarme para el viaje.

La administración de los Gigantes me había preguntado si me importaba tener una entrevista corta de prensa antes de salir, sólo para los periodistas que cubrían nuestros partidos. Les dije que estaba bien.

Se hizo la entrevista en una sala del hotel. Quince o veinte periodistas estaban en círculo con las grabadoras y libretas de apuntes.

Bob Knepper y Scott Garrelts estaban junto a la puerta, escuchando y orando por mí. Comencé con una declaración sencilla, y dije a los periodistas la misma cosa de que había hablado y pensado constantemente durante las últimas veinticuatro horas.

Les dije que el verdadero milagro en mi vida no tenía nada que ver con la operación del brazo, sino con algo que

Jesucristo había hecho por mí hacía casi dos mil años, cuando murió por mí y me permitió vivir en comunión con El. Lo dije de la manera más simple que pude y luego contesté las preguntas.

Con la fractura del brazo, el enfoque había cambiado. La prensa había escrito acerca de mi regreso triunfal como un milagro, pero ¿qué se le podía llamar a esto? ¿Lo opuesto de un milagro? Si la recuperación del cáncer le había dado esperanza a la gente, ¿se la quitaría esto? Yo no lo consideraba así. Veía mi vida como una aventura continua en asociación con Dios. El milagro de mi vida había comenzado en Amarillo y continuaba.

Les dije a los periodistas que esperaba recuperarme y volver a lanzar. No tenía intención de darme por vencido, pero esa no era la base fundamental de mi optimismo. Mi optimismo estaba anclado en Jesucristo y, aquel día en particular, sentía una enorme gratitud por lo que El había hecho por mí.

El enfoque de la prensa también había cambiado. Antes le habían contado al mundo sobre mi recuperación física. Ahora informaban de mi actitud, como si eso fuera más misterioso e inspirador que mi brazo.

Fue un vuelo muy largo el de regreso a casa. En el aeropuerto de Montreal, el de Chicago y en San Francisco había periodistas por centenares.

Habían traído a Janice hasta la salida del avión. Podía ver la preocupación en sus ojos, e imaginaba lo difícil que debió haber sido su espera. Tuvimos unos pocos momentos para besarnos y saludarnos.

La policía de seguridad estaba por todas partes. Me llevaron por la salida hasta un podio. La gente me aplaudió al llegar. El cuarto estaba lleno de gente, y también el balcón del frente. Me sentía como el Presidente de los Estados Unidos.

Estaba fatigado, pero procuré responder todas las preguntas de los periodistas. Entonces nos llevaron abajo a la pista, donde nos esperaba una limusina que nos llevó a Palo Alto, donde me tomaron radiografías y confronté a la prensa otra vez. Después nos fuimos a casa.

Tiffany y Jonatán se alegraron de verme, pero les impresionó la limusina. Se les ocurrió que yo era más importante de lo que pensaban.

Fuimos a cenar a la casa de los Hammaker. Mis padres estaban allí, bastante callados. Nos sentamos en la sala unos pocos minutos, y les conté cómo había sido el día. Entonces Jenny nos llamó a comer una lasaña excelente.

Sentado a la mesa, mirando alrededor, a mi esposa y niños, mis padres, mi mejor amigo y su familia, me sentía muy agradecido de estar vivo.

Estaba exhausto. Parecía que había vivido una vida completa en un día.

Mañana tendría que considerar muchas cosas. No sabía lo que podría ser mi futuro en el béisbol, pero ya fuera que volviera a lanzar o no, la reacción correcta era todavía la que le había hecho oír a Scott camino al partido sólo seis días antes, esto es, dar gracias a Dios con un corazón agradecido.

21

¿Otro regreso triunfal?

El diez de agosto, hubiera pensado que la atención de los medios publicitarios había llegado a la cima. Seguro que no se le podía poner más atención a Dave Dravecky.

Pronto supe que había otro nivel. El quince de agosto todas los noticieros comenzaron con la horrible película de la fractura de mi brazo. Pronto todas las principales cadenas de televisión querían una entrevista especial. De docenas de revistas y periódicos me llamaban. También de Hollywood para hablar de películas.

No quería tanta atención. Sentía mucho dolor por la fractura, y dormía poco, sentado. Mi vida ya era bastante caótica. Sin embargo, en cuanto me permitían el tiempo y las fuerzas, procuraba hablar de lo que me había pasado, y lo que significaba para mí. Siempre incluía unas palabras sobre mi fe, pues sólo podía entender lo que me había pasado dentro de ese contexto.

Janice y yo recibíamos una inundación de correo. Aunque tratábamos, no podíamos responder todas las cartas, las cuales nos afectaban profundamente.

Viajábamos por la autopista juntos, para ir a ver al doctor Campbell, cuando leí la siguiente carta en voz alta:

Apreciado Dave:

¡Que Dios lo bendiga! Usted es la clase de persona que yo siempre quise ser. Yo me intereso de veras por las personas, y soy amable, pero cometí un error trágico, y estoy ahora en el pabellón de la muerte en la prisión de San Quintín. Fui un idiota y me metí en cocaína, y me ha costado la vida y también la que yo quité.

Le escribí al alcaide dos veces para ver si hay alguna manera de que los cristianos aquí podamos ayudar a Alex Vlahos. Si pudieran conseguir siquiera una tercera parte de los presos de Quintín y Folsom, su posibilidad de encontrar el donante apropiado aumentaría mucho. Sé que Alex no es el único con esa enfermedad, así que si nos hacen las pruebas y guardan la información, tal vez podríamos ayudar a otros.

Es difícil ser cristiano aquí porque hay mucho odio, pero tenemos estudios bíblicos y comunión mutua.

Sólo quería decirle que se mejore pronto. Me puse a llorar cuando se cayó de la lomita. Sé que le costó mucho volver a jugar. Usted puede imaginarse lo que vale mi vida aquí. Todos piensan que debemos morir, y aunque mi verdadero "yo" no quitó aquella vida, merezco morir. Tal vez usted piense que estoy loco, pero si hay alguna manera de transplantarle un nuevo hueso a su brazo, puede tener uno mío. Hablo en serio. Sería un honor para mí. Sólo quiero ayudar a cualquiera que esté en necesidad.

Estoy escribiendo una tarjeta para Alex antes de enviar esta, para que usted se la dé cuando lo vea, le dé un abrazo por mí, y me haga el favor de decirle que hay muchos hermanos aquí orando por él.

Y Dave, si usted quiere el hueso es suyo. Como dicen las noticias, usted va a tener fracturas con facilidad. El mío nunca se ha roto.

Lo ama en Cristo,
J.

P.D. También puede tener mi músculo, si le sirve.

Cuando le leía esa carta a Janice, llegué hasta la mitad y tuve que detenerme. Era maravilloso que tal hombre me pudiera ofrecer tal regalo.

Otra carta llegó de una madre cuyo hijo asistía a la misma escuela que mi hija Tiffany. Dice así:

Apreciados Dave y Janice:

Soy una madre soltera y mi hijo no ha visto a su papá en cuatro años. En febrero empezó en la liga de pequeños aquí en la ciudad de Foster. Desde la primera práctica le gustó mucho el juego.

Dave, cuando usted habló en la escuela, mi hijo fue como una esponja absorbiendo cada palabra que usted dijo. La razón principal de esta nota es darle las gracias. Sé que este año ha sido para usted de altibajos. En sus alegrías y dolores usted le ha dado a nuestro Señor la gloria y ha ayudado a enseñarle a mi hijo lo que es un hombre piadoso.

Yo también he tenido pruebas duras en mi vida cristiana, pero la gracia de Dios es suficiente. Sepa que lo tengo presente en mis oraciones. Sé que usted debe tener mucha gente en su vida, orando por usted. Sólo quería darle las gracias por su influencia en la vida de mi hijo. Gracias también por testificar abiertamente para que los niños de todo el país puedan ver a Jesús en el hombre que admiran y respetan.

En Cristo,
K. H.

Y luego esta nota de un amigo que había jugado al béisbol profesional unos años antes:

Dave:

No pude hallar una tarjeta que dijera: "Siento que se haya quebrado el brazo, pero ¡alabado sea el Señor por ello!" Yo, como muchos otros, me lo imaginaba a usted lanzando en el partido de la victoria de la serie mundial, pero nuestro gran Dios tenía un plan mucho mayor y mejor. Usted se volvió famoso cuando ocurrió la tragedia, pero así tuvo la oportunidad de contarle al mundo entero de su fe en Dios. Dios sabía que usted lo haría, por eso ordenó el regreso triunfal. Oraba todos los días por usted, de modo que no me sorprendió nada cuando todas nuestras oraciones tuvieron respuesta. Estoy muy feliz por lo que el Señor tiene reservado para usted y su familia. Seguiré orando cada día por ustedes.

En su gran amor,
L.

Recibí muchísimas cartas más, algunas de los que compartían nuestra fe y otras de los que no, pero todas de gente que parecía conmovida por algo que habían observado al verme o leer acerca de mí. Janice se sentaba con una pila de correo, leyéndome partes y enjugándose las lágrimas con un pañuelo. Es una experiencia asombrosa descubrir que uno con su vida ha influido en personas a quienes no ha conocido nunca.

La fractura del brazo no terminó con eso. Antes bien, acercó aun más gente hacia nosotros.

Eso tenía sentido, al pensarlo. No todos los obstáculos se pueden vencer. Cada uno necesita la gracia para afrontar los problemas que quedan aun después de haber hecho todo lo posible. El prisionero necesita gracia para afrontar su pasado, que no puede borrar. Una madre soltera necesita gracia para criar a un hijo sin padre. Algunas barreras no se pueden derribar sólo por el esfuerzo humano y la fe en uno mismo.

Cuando se me fracturó el brazo, gente que ni se interesaba en el béisbol nos manifestó su aprecio. Se identificaban con el dolor. Se sentían inspirados, creo, por mi actitud en la reacción. Algunos querían saber el secreto. ¿De dónde sacaba yo la capacidad para responder de modo positivo y sin amargura?

Yo no era la única persona que recibía la atención de la prensa. Tanto el doctor Muschler como el doctor Campbell tuvieron entrevistas de prensa para explicar lo que me había ocurrido. El doctor Muschler me dijo después que tenía vergüenza de adquirir fama sólo porque su paciente se había roto un brazo. Habían tratado de adivinar cuánto tardaría para recuperarme por completo de la cirugía, pero no había casos anteriores para basar sus cálculos. Como era obvio, habían adivinado mal.

La quebradura era lo que el doctor Campbell llamaba una fractura oblicua espiral, la cual es común en las piernas de los esquiadores. El húmero debe haber estado débil, todavía recuperándose del congelamiento, y la mucha y repetida presión del lanzamiento había abierto una pequeña grieta, una fractura por presión como las que sufren los jugadores de baloncesto a menudo en los pies. El hormigueo que había sentido antes del sexto episodio tal vez lo había causado tal fractura. Si yo hubiera recordado la advertencia del doctor Muschler, si me hubiera detenido y me hubiera retirado del partido, él me habría ordenado que tomara dos semanas libres, y podría haber estado lanzando otra vez en seis semanas, apenas a tiempo para los juegos después de la temporada; pero de nada valía especular.

En realidad, la prognosis no parecía demasiado aterradora. Nadie había jugado nunca después de perder el deltoides, pero mucha gente había lanzado después de romperse un brazo. El doctor Campbell dijo que no lanzaría más en 1989, pero no veía razón alguna para no volver en 1990. Por fortuna, el hueso fracturado no había hecho daño a los músculos ni tejidos conectores. La fractura se podría soldar más fuerte que nunca.

Ya estaba otra vez uniformado cuando los Gigantes volvieron a casa el 25 de agosto, diez días después de la fractura de mi brazo. Los muchachos tenían curiosidad de saber si me quedaría con el club de béisbol. Les dije que seguro que sí. Estaba decidido a estar en todas las prácticas y a ponerme el uniforme para animarlos en todos los partidos. Quería mucho ser parte del equipo.

Mis compañeros de equipo apreciaban mi apoyo, y se hablaba de que yo era una inspiración para el equipo; pero la verdad era que estábamos en una carrera por el pendón, y teníamos que ganar partidos con buen lanzamiento, buen trabajo en el jardín y buen bateo, no inspiración.

Antes, cuando había estado en la banca, había tenido la esperanza de volver a jugar algún día. Ahora miraba, iba a la práctica, animaba desde la banca, pero sin ninguna posibilidad de volver a hacer una contribución. Todo lo que podía hacer era estar por ahí. Ni siquiera podía manejar la bicicleta de ejercicios con el brazo en cabestrillo.

Quería salir a jugar, especialmente a fines de septiembre cuando nuestra ventaja se redujo a unos pocos partidos. Los Padres de San Diego nos seguían de cerca, y no cesaban de ganar. Para mí era duro mirar y no jugar.

Fue durante ese período que tuve noticias de mi agente, Jerry Kapstein. Me dijo que había hablado con los Gigantes acerca de un contrato para 1990, pero el club no parecía interesado. Al Rosen, nuestro gerente general, quería hablar conmigo en persona, dijo Jerry.

Janice y yo tuvimos una conversación larga y sentida aquella noche. ¿Se cerraba la puerta de mi carrera en el béisbol? Si los Gigantes no estaban interesados en retenerme, no habría muchos otros equipos esperando la oportunidad de contratarme. Creíamos que si se cerraba una puerta, era porque Dios tenía otra cosa reservada para nosotros. Oramos que reconociéramos la nueva puerta cuando Dios la abriera. Todavía tuve una sensación de tristeza en el corazón como una semana. Parecía que el equipo había considerado sus opciones y decidido en mi contra.

Por fin pude hablar con Al Rosen. Me llamó a la oficina y entré esperando recibir la mala noticia de él personalmente. Al es delgado, de buena apariencia, un caballero de cabello plateado, que fue jugador de tercera base del equipo de campeones. Le tengo mucho respeto, no sólo por su conocimiento del béisbol, sino por la manera de conducirse en los negocios. Es honrado y sincero. Se preocupa de veras por sus jugadores. No fue por accidente que había estado en el cuarto de entrenamiento en Montreal, después que me rompí el brazo.

Después de la conversación preliminar, Al me dijo que quería ofrecerme un contrato para el año siguiente. Me quedé pasmado. Salí de esa oficina muy feliz. Por alguna razón, los Gigantes habían cambiado su evaluación de mi potencial. Nunca supe por qué, y tal vez nunca lo sabré.

Estaba contento de saber que el equipo todavía me quería, y la puerta del béisbol todavía estaba abierta.

Finalmente, obtuvimos el título de la división en la última semana de la temporada, mientras estábamos en Los Angeles. Pedí permiso para viajar con el equipo porque quería estar allí para la celebración.

Perdimos con los Dodgers, en realidad fue una "barrida", y tuvimos que esperar en el club mientras los Padres de San Diego pasaban a más episodios con los Rojos de Cincinnati. Si los Padres de San Diego ganaban, tendríamos un partido con ellos en su estadio.

Se habían cubierto todos los roperos con plástico para proteger la ropa de la champaña que esperábamos lanzarnos unos a otros. Había camarógrafos de TV y periodistas con nosotros. En un cuarto de atrás, donde guardan los bates, alguien tenía un radio, y en ocasiones oíamos un grito o una expresión de desánimo salir de allá.

Por fin, la noticia corrió con un grito de que los Padres de San Diego habían perdido, y habíamos obtenido el título de la división. Yo estaba junto a Al Rosen y nos abrazamos. Entonces pasé por el club, riendo, dando palmadas y abrazando a mis compañeros. Aunque habíamos perdido aquel día, no faltaba la alegría. Durante seis meses, habíamos jugado el mejor béisbol de nuestra división. Para eso se esfuerza uno y eso espera en cada temporada, surgir por encima. Rara vez se logra. Ahora tendríamos que prepararnos para los Cachorros de Chicago, que habían ganado en la división oriental de la Liga Nacional.

22

Los partidos decisivos

No todo el mundo se complacía de mi reacción a la fractura del brazo. La mayoría de los reporteros de deportes le restaban importancia a mi fe. Había pocas excepciones.

Por ejemplo un periodista del *Times Tribune* de Palo Alto, me dedicó una coluna titulada: "Esta clase de predicación no tiene por qué ocupar las páginas deportivas. La gente dice que está cansada de leer acerca de contratos millonarios, universidades que hacen trampas, escándalos de drogas, atletas que les pegan a las mujeres en los bares y todos los otros aspectos repugnantes de la vida que se entretejen con el atletismo. Pues, yo también tengo una queja como lector y televidente. Estoy harto de leer acerca de Dios en la sección deportiva . . ."

Pensé que la comparación era terrible: Poner a Dios al mismo nivel que los escándalos de las drogas, las trampas y el maltrato de las mujeres en los bares.

No obstante, el periodista, Chuck Hildebrand, afirmó cosas con las que muchas personas estarían de acuerdo: "La religión es, o debe ser, un asunto privado y un compromiso individual. No hablo de mis creencias religiosas con la mayoría de las personas, principalmente porque a nadie más le importan, y creo que no está bien imponerle creencias a nadie más. El espectáculo público de los sentimientos religiosos sólo los rebaja."

El sugería que yo me engañaba al darle el crédito a Dios: "Dios no levantó esas pesas, ni soportó los ejercicios agotadores, ni se sobrepuso al temor de que su carrera podría terminar. Dravecky sí."

Su mensaje para mí, si quería hablar de mi fe fue: "Compre tiempo en la televisión o ponga un anuncio, Dave."

Aunque no estoy de acuerdo con él, sé que hablaba por muchos. "La religión es un asunto privado", dicen algunos, con lo cual parecen significar: "No la mencione en público." Si un periodista me pregunta sobre el secreto de mi perseverancia, parece que debo sonrojarme y responder: "Eso es un asunto privado del cual nunca hablo con nadie, excepto mi esposa y mi psiquiatra."

Nunca quiero imponerle mis creencias a nadie. Hay un tiempo para hablar de Jesucristo, y en ocasiones no es propio. Cuando un reportero me pregunta cuál clase de pelota le arrojé a cierto bateador, no hablo de Dios. El hace la pregunta en espera de una respuesta sobre el hecho real, y se la doy.

No creo que es justo, sin embargo, que un periodista insista en que yo recorte la verdadera historia de mi regreso al béisbol. Es cierto que Dios no levantó las pesas en mi lugar, pero sí me dio el valor y la perspectiva para afrontar la adversidad, y aun el desánimo. Si a algunos no les gusta eso, hay otros que de veras quieren entender qué es lo que me hace seguir adelante.

Para algunas personas, la religión es tan privada que nunca quieren hablar de ella. Ese es su privilegio, pero ¿quiere decir eso que deben imponerme su versión de la religión? La fe hace una diferencia visible y notoria en mi vida. Penetra en mi pensamiento y mi conducta. Si dejo de hablar de ella, he dejado de hablar de todo lo que es importante para mí.

Todavía necesitaba sabiduría para saber cuándo hablar y qué decir. Recibí muchas oportunidades de hablar, a veces por grandes cantidades de dinero. Algunas no acepté, porque el contexto no estaba bien para decir lo que creo, y no quería poner freno a mis palabras. De todos modos, no era posible hacer ni una pequeña parte de todo lo que me pedían que hiciera.

Mientras las cartas y pedidos seguían llegando, sentía una carga de incapacidad. Janice y yo sabíamos que no podíamos hablar en toda parte ni responder a las muchas preguntas que la gente hacía en sus cartas. Aunque hubiéramos estado libres para no hacer nada más, no habríamos podido responderlas todas. De allí surgió la idea de escribir un libro.

Junto con los muchos periodistas, productores de programas y agentes que se habían comunicado con nosotros, había varios editores. Al principio habíamos puesto sus ofertas con todas las demás, aunque pensábamos que un libro nos daría la oportunidad de contar nuestra historia a nuestro modo, con nuestras palabras, a los que estaban verdaderamente interesados.

Nos reunimos con algunos editores. Al principio fue emocionante. Conocimos personas que nos gustaban y parecían compartir nuestra visión, pero gradualmente el entusiasmo se tornó en cansancio, y nos pareció que estábamos en un lodazal aun mayor.

Las semanas de los partidos decisivos de 1989 fueron difcilísimas para Janice y yo, más que cualquier otra cosa que hubiéramos afrontado después de la cirugía. Aun cuando pasé por el dolor de la operación, y cuando no progresaba en la rehabilitación, nunca perdimos la esperanza ni el ánimo en realidad. Ahora luchábamos. Janice por lo general no llora mucho, pero entonces lloró más que en toda nuestra vida de casados.

Un factor fue la muerte de su padre, de modo repentino, en septiembre. Janice lo había visto pasar por luchas emocionales después de la muerte de su madre. Cuando él murió, todos sus recuerdos tristes, y también los felices, volvieron.

Muchas lágrimas suyas las causaba el trato conmigo. Con el correr del tiempo, se hizo cada vez más difícil vivir conmigo.

En primer lugar, no podía dormir bien. Por el brazo, no me permitían dormir acostado. Por último, alquilamos una silla reclinatoria, para que pudiera dormir sentado, aunque prefiero la posición horizontal. Noche tras noche me movía mucho, por la incomodidad, y no dormía bien. Cada día me sentía más cansado.

Otro factor amargo era que Janice tenía que bañarme. No me gusta ese sentimiento de impotencia.

La frustración por el béisbol también seguía en aumento. No podía jugar. Iba al estadio y trataba de ser un buen animador, pero pronto me sentí como un ser invisible. No esperaba atraer la atención de nadie. Sólo quería estar entre las líneas. En toda mi vida, nunca había tenido que sentarme en el cobertizo y mirar a mi equipo jugar en un campeonato.

Cuando estoy frustrado o enojado, tiendo a ser reservado. Dejo de comunicarme con todos; caigo en un estado de ánimo que nadie puede penetrar. Ni aun Janice. Luego, por fin, el mal genio sale como un volcán en erupción, y puedo ponerme muy enojado. Nunca le he pegado a nadie, pero he arrojado cosas y lastimado a las personas con la lengua. Nadie ve eso excepto mi familia, pero es un aspecto feo de mi personalidad que ni quisiera admitir.

Ese es quizás el aspecto de mi vida que ha cambiado más desde que acepté a Cristo como mi Salvador. Hacía años que no caía en ese estado de ánimo, pero cuando comenzamos los semifinales, lo sentía que se iba hinchando en mí y amenazaba con salir.

En parte era por causa del libro. Me era imposible tomar una decisión clara y fácil sobre los editores. Mucha personas, que aprecio y respeto, me llamaban y visitaban, o me escribían, tratando de que considerara la decisión según su opinión. No me sentía en buena condición para eso.

Entonces mis compañeros de equipo se interesaron también. Atlee Hammaker y Bob Knepper, dos personas que aprecio y respeto más que a muchos en este planeta, se apropiaron el problema, y me presentaron opiniones fuertes sobre lo que yo debía decidir.

Creo que nadie se daba plena cuenta de mis sentimientos, excepto Janice. Ella sabía, por supuesto. Me veía hundirme en mi mundo melancólico. Sabía lo poco que dormía, también. Más que todo, entendía cuánto anhelaba yo estar en ese estadio jugando al béisbol.

Los partidos decisivos comenzaron en Chicago. Es una de mis ciudades favoritas para visitar y, como todos los que hayan estado allí, me gusta el estadio Wrigley. Tuvimos la dudosa distinción de jugar los primeros partidos nocturnos en su historia después de la temporada. En el primer partido, mis muchachos dieron una lección de bateo. Will Clark hizo dos cuadrangulares, el segundo un éxito completo del cuarto episodio que puso el partido fuera de alcance. Ganamos 11-3.

Todos estaban felices menos yo. Aquella noche no pude dormir. Me dolía. No era sólo el brazo lo que me dolía, sino todo el cuerpo, por la ansiedad de estar en el juego.

Durante el partido, las cámaras de televisión me enfocaron durante un diálogo largo entre Vin Scully y Tom Seaver. Este decía que mi regreso era probablemente la historia más emotiva del béisbol aquel año. Scully dijo:

—Todavía me pregunto cómo aceptó él la frustración, el dolor y el desengaño, y puso todo en la perspectiva correcta.

En ese momento, ellos no sabían que tenía dificultad para mantener tal perspectiva.

Al día siguiente, los Cachorritos nos voltearon las mesas. Rick Reuschel, nuestro tranquilo y pensativo lanzador experimentado, sufrió la derrota de seis carreras en el primer episodio. No pudimos descontar la ventaja y perdimos 9-5; pero no vi el fin del partido.

Antes del partido, Bob Knepper me había llamado aparte y hablado sobre su manera de considerar mi decisión sobre los editores. Bob es una persona de principios firmes, que yo aprecio, pero parecía que no podía dejar de tratar de imponérmelos. Tenía que insistir una vez más. Por lo menos, eso es lo que yo pensaba. En otra ocasión, eso no me hubiera molestado, pero entonces no estaba de buen humor.

Durante el partido tenía eso en la mente. Y además, la frustración impotente de ver la derrota de nuestro equipo. Yo quería jugar.

Después del sexto episodio, Atlee se me acercó en el cobertizo. El había estado en el *bull pen* de calentamiento y había venido a hablarme de sus ideas.

— He estado pensando más acerca del libro.

— Ahórrate la saliva — le dije —. Ya he oído bastante y no necesito más.

— ¿Quién más te habló de esto?

— Hablé con Bob.

— Pues, he pensado en eso, y hay unas cosas que necesito decirte.

Y comenzó a hablar de sus ideas.

Mi presión arterial iba en aumento.

— No quiero oírlas — le dije y me di vuelta.

— ¡Qué linda actitud! Te das media vuelta y escapas.

— Sí, esa es la actitud en este momento. Me voy porque ya no puedo soportar esto.

Lo dejé y salí del cobertizo para ir al club donde me duché. Todas las frustraciones de estar con el equipo pero sin jugar, sentir el conflicto con mis amigos, la falta de sueño y la incertidumbre del futuro habían brotado en la superficie. No podía soportar más.

Cuando el partido terminó, Atlee me buscó en el club y pidió disculpas:

— David, lo siento. Sé que estaba equivocado. ¿Me perdonas?

— No tienes que disculparte. No fue nada, sólo necesito mi espacio.

— ¿Me esperas? — preguntó Atlee.

Iba a ducharse y luego quería salir conmigo.

Entonces esperé y salimos juntos a la noche fría de Chicago. No me pasaba el mal humor. Quería que me pasara, pero no podía evitarlo.

Janice me esperaba afuera, bajo las graderías. Me miró y supo por la expresión del rostro que estaba descontento. Me preguntó qué me pasaba, y cuando no le respondí pensó que estaba enojado con ella. No me comprendió.

Había gente alrededor, encontrándose o esperando el bus para volver al hotel. No era un buen lugar para hablar.

— Janice, subamos al bus — le dije.

Viajamos en silencio. Me sentía muy culpable por desquitarme con Janice. Podía presentir que ella iba a volver a llorar.

Le doy gracias a Dios que me ha ayudado, durante los últimos años, a no vivir de mal humor, como solía. Le agradezco que he aprendido a controlar esos estados de ánimo y a escapar de ellos.

Janice me ha ayudado mucho. Cada vez más, he aprendido a hablar con ella de mis sentimientos. En el avión de regreso a casa de Chicago, pude al fin explicarle con sinceridad por lo que estaba pasando. Le dije que la amaba, que no estaba enojado con ella y que sentía mucho que me desquitaba de mis frustraciones con ella.

— Estoy cansado, Janice, de que la gente me diga qué hacer. Lo he oído todo. Sólo quiero tomar mis decisiones.

— Pues, si piensas así, debes ir y hablar con ellos. Diles lo que sientes.

Es extraño que una cosa tan obvia y sencilla como esa se pueda pasar por alto cuando uno está de mal humor.

Cuando volvimos a San Francisco hablé con Bob y Atlee por separado en el club. Les dije:

— Aprecio todo lo que han hecho. Sé que me han dado consejos porque me aman y se interesan por mí, pero ahora quiero pensar solo. Quiero poder tomar esta decisión con Janice y sentirme a gusto con la decisión. No necesito más consejos.

Me concedieron lo pedido, muy a pesar suyo, porque por mucho tiempo no sabían lo que yo decidía. Después de eso, pudimos ser muy buenos amigos de nuevo.

Si uno considera sólo el puntaje final de los campeonatos de la Liga Nacional de 1989, puede pensar que les faltó más acción. Después de volver a San Francisco empatados a un partido cada uno, ganamos los dos juegos siguientes. Una victoria más y hubiéramos echado a un lado a los Cachorros.

Sin embargo, se necesitaría todo el diccionario para describir esos partidos. En cada uno, pasamos de perdedores a ganadores por el bateo poderoso de Kevin Mitchell, Matt Williams, Robby Thompson y principalmente Will Clark. Will hizo un despliegue de bateo que nunca se ha igualado en una serie de semifinales.

El no era el único bateador. En el otro lado, Ryne Sandberg bateaba con fuerza, y Mark Grace, el primera base, flaco y alto de los Cachorros, enviaba lineazos con cada pelota a su alcance. Era, como dijo un periodista deportivo, como si se hubiera abolido la dificultad de batear.

Llegamos al quinto juego decididos a no perder, a no dejar que los partidos volvieran al estadio Wrigley. A todos nos disgustaba la idea de otro viaje por avión. Queríamos quedarnos en casa, y como los Atléticos de Oakland ya habían ganado el campeonato de la Liga Americana, los viajes habrían terminado si tan sólo pudiéramos ganar ese partido.

También nos acordábamos de lo que los Cardenales nos habían hecho en los dos últimos juegos de las semifinales del '87. Uno nunca puede predecir lo que podría ocurrir en el estadio Wrigley, donde las vallas están cerca y los aficionados tan próximos que parecen mirar por encima del hombro de los jugadores.

Los muchachos estaban muy tranquilos en el club antes del partido, riéndose y haciéndose bromas, y jugando a las cartas, aunque se les notaba el fuego en los ojos. Atlee sugirió que buscara mi cámara, para que pudiéramos sacar unas fotos del grupo para recordar ese día. Cuando entré al campo con la cámara fotográfica colgada al cuello, Terry Kennedy se me vino encima y dijo:

— ¡Saquen a los periodistas de aquí! No se permite que los de la prensa tomen fotos aquí.

Así era el estado de ánimo entonces.

Después del himno nacional, el ánimo cambió. De repente, la intensidad nos envolvió a todos, y comenzamos a gritar y a empujarnos. Los aficionados generaban una increíble cantidad de ruido. No podía oírse ni uno mismo.

Desde el primer episodio, el partido tenía la tensión de un duelo de lanzadores. Era Mike Bielecki lanzando por los Cachorros contra nuestro Rick Reuschel. Los Cachorros se habían comido a Rick para el desayuno en el segundo partido de la serie, pero ese día los tuvo cruzados en toda dirección. Y Mike Bielecki estaba concentrado. Ninguno de nosotros podía figurarse su patrón. Uno esperaba una pelota rápida por fuera y él enviaba una curva por dentro. O si uno esperaba la curva él rompía con pelota rápida con dedos separados. Will Clark vino al cobertizo después de un fracaso, meneando la cabeza y diciendo que Bielecki estaba lanzando tiros con dedos separados de los mejores que había visto en toda la temporada.

Yo miraba como un lanzador, dictando cada pelota. Cuando nuestro equipo estaba en el campo agarraba una silla de la banca, pero cuando íbamos a batear me acurrucaba en un balde al extremo de la banca cerca de los bates, y gritaba a más no poder.

Me gustaba mucho mirar a "Papi" Reuschel lanzar, por su control fenomenal y su pericia para cambiar velocidades con sus lanzadas. — Vamos, "Papi", por dentro. ¡Bola rápida por dentro! — le gritaba.

Luego él arrojaba el *slider* por fuera del plato y sacaba al bateador, y yo pensaba: *Te equivocaste otra vez, Dave.*

La técnica de Reuschel consiste en lanzar tan pocas bolas como sea posible. El dice que cuando un informe del observador nos dice que un bateador le pega a la primera bola rápida, el noventa y cinco por ciento de las veces nos advierten que no se le dé al hombre nada para batear en la primera lanzada; pero Papi le lanza una pelota rápida y deja que la batee. Reuschel dice que si pudiera enfrentarse a un equipo entero de bateadores de primera bola rápida, podría lanzar sólo veintisiete pelotas en un partido, una por cada *out*. Sólo tendría que lanzarla en un lugar que el jugador no pudiera pegarle bien.

Llegamos a la segunda parte del octavo episodio empatados a una carrera cada uno. Bielecki había lanzado casi sin errores, cediendo sólo tres *hits*, uno un triple a Will Clark que nos había permitido empatar el partido. Con dos *outs* Roger Craig envió a Candy Maldonado a batear por Reuschel.

Le hablé a Candy antes del partido. Mientras todos los

demás se reían y hacían bromas, él había estado agachado frente a su ropero, con aspecto triste. Roger no le daba la oportunidad de jugar y a Candy le disgustaba estar sentado en la banca.

Durante el descanso del juego de campeones, mientras estaba en su casa en Puerto Rico, Candy había aceptado a Cristo. Su esposa había sido cristiana por mucho tiempo, y Candy había coqueteado con el cristianismo desde que recuerdo, pero no había querido cambiar de vida. Durante la pausa, sin embargo, por unos acontecimientos dramáticos, por fin había llegado al momento de decisión.

Por las primeras dos semanas después, había bateado la bola por todo el campo. Había estado jubiloso y le atribuía su desempeño a Dios. Los cristianos no habíamos querido desanimarlo, pero le advertimos que las cosas no eran así. Jesucristo no está en el oficio de convertir gente en bateadores.

Después, con toda seguridad, Candy tuvo su peor año en las grandes ligas. Hay que concederle, no obstante, que se mantuvo allí. No abandonó la fe, ni dejó de jugar.

Cuando lo vi en el club me miró con sus grandes ojos castaños llenos de dolor y dijo:

— Dave, sé cómo debo actuar por fuera. Sé que debo mantener los sentimientos bajo control, pero por dentro sufro mucho. Por dentro estoy tan . . .

Se le quebró la voz y no pudo hablar.

Yo sentía algo semejante.

— Candy — le dije —, sé que no lo puedes echar a un lado. Sé que duele, y así tiene que ser, pero mantén la mirada puesta en el Señor, y cuando tengas una oportunidad, estarás listo.

Cuando enviaron a Candy al bateo de relevo, oré por él. Ya había movido el balde y estaba afuera en frente de la banca, en posición de receptor, gritando a cada lanzada. Le dije a Dios:

— Sé que no quieres que ore así, pero lo hago de todos modos, porque este muchacho ha estado deprimido y quiero que tenga éxito. Pedí que Candy bateara un cuadrangular y fuera héroe. Todo el tiempo que estuvo bateando, oré por él.

Candy no bateó un cuadrangular. Hizo algo más extraño, y fue tener paciencia. Se mantuvo enviando bolas fuera del cuadrado, poniendo a Bielecki a mayor cuenta. Por fin, ganó una base por bolas.

Poca cosa. Una base por bolas, sin nadie en la base, con dos *outs*, pero puso en marcha un desfile de eventos.

Bielecki perdió su plan de juego. Dijo después que estaba cansado, pero uno de veras puede lanzar *strikes* aun cuando esté cansado. Candy lo había empujado hasta el límite y obtenido una base por bolas, y entonces con sesenta y dos mil espectadores de pie, y la pared de sonido de sus gritos retumbando en las gradas de concreto, se hacía cada vez más difícil encontrar cada *strike*. El es un lanzador joven y estoy seguro que el corazón le palpitaba aceleradamente. Sé que así habría estado el mío. Le dio la base por bolas a Brett Butler. Luego a Robby Thompson. Y eso preparó la escena, pero a que no adivinan para quién: Will Clark.

No hay nadie más a quien quisiera tener en el plato cuando llega la hora de cascar. Cuando el partido está en peligro. Los ojos negros, redondos y brillantes de Will parecen mirar a través de uno. Todo lo que ve es la pelota.

El director técnico de los Cachorros, Don Zimmer, trajo a Mitch Williams para que lanzara. Era el duelo perfecto: juventud vs. juventud, zurdo vs. zurdo, fuerza vs. fuerza, nuestro mejor jugador contra el mejor de ellos. Williams tiene una lanzada ferviente, de tirabuzón y es a menudo muy violento. Su apodo es el "Salvaje".

Pensé que cedería una carrera, pero su primera lanzada fue un *strike*. Supe entonces que iba a ser una batalla. El Salvaje lanzaba calor.

También vi algo en Will. Se mantenía firme. A veces él, como todos los zurdos cuando se enfrentan a otro zurdo, tienden a evitar la pelota. Después de todo, la pelota le llega como si fuera derecho a la cabeza. Es natural agacharse, especialmente con Mitch Williams lanzando con tanta fuerza que podría matarlo. Pero Will no se intimidaba.

En la segunda lanzada, una pelota rápida, él bateo pero estaba tarde, y la envió débilmente fuera del cuadrado. Le pegó a una pelota, y luego envió una *slider* fuera del diamante. Le dio con la punta a una pelota rápida alto en la zona de *strike*, para seguir vivo. Envió una pelota rápida, para igualar la cuenta a 2-2. Luego Mitch lanzó una pelota rápida alta en la zona otra vez, una bola que Will a menudo yerra, y Will bateó, afirmando la cadera y conectando con el arco ascendente compacto y bueno, y la bola salió disparada, como en un vuelo inesperado a la libertad, por encima de la segunda base y dentro del jardín central. Dos carreras se lograron, y el aire del *Candlestick Park* se sentía denso con el sonido. Creo que se podría haber cortado para venderlo por libras.

Después de sacar ventaja 3-1, volví al club a ponerme la abrazadera en el brazo. Quería celebrar y evitar lastimarme el brazo. No podía creerlo, mi segunda Serie Mundial en cinco años.

Sin embargo, la diversión no había terminado. Como si se les hubiera quitado la maldición de los bates, de repente, los Cachorros comenzaron el noveno como si fuera práctica de bate, enviando lineazos veloces a todas partes. Una carrera se completó y el público quedó en silencio. Seguía pensando en las semifinales de 1984 entre los Pdres y los Cachorros, cuando para el noveno episodio, la gente se pasaba sales aromáticas en la banca, porque los muchachos estaban a punto de desmayarse de cansancio después de gritar tanto. Yo tenía la voz perdida por los gritos y el cuerpo debilitado de aplaudir y saltar.

Había dos hombres en base y dos *outs* cuando Ryne Sandberg, el jugador de segunda base firme y bueno de los de Chicago, vino al plato. Sandberg es un bateador puro de pelotas rápidas. Steve Bedrosian estaba allí, lanzando sólo pelotas rápidas y perdiendo.

Terry Kennedy fue a hablar con Steve. Le dijo que fuera con la resbalada, pues la rápida no daba resultado. La *slider* de Bedrosian no había sido muy eficaz últimamente.

Arrojó un *slider* bajo y afuera. Sandberg la bateó y envió un roletazo blando a Robby Thompson en la segunda. Robby giró y lanzó la pelota a la primera. Todo terminó. Estábamos en camino a la serie mundial.

Todos salieron en montón del cobertizo hacia la lomita, saltando encima de Bedrosian y Clark, amontonándose como una pila de piernas que se movían. Seguí con cuidado, protegiéndome el brazo, pero con muchos deseos de participar en la celebración. Llegué a la pila y me incliné contra ella con cuidado, para que no me tumbaran, pero nunca pensé que me podrían golpear por detrás. Alguien, no tengo idea quién, se chocó contra mí. Me lanzó a la pila, y me pasó un dolor terrible por el brazo. Me dolía tanto como en Montreal, aunque la sensación era diferente.

Me acurruqué, sosteniendo el brazo contra el cuerpo, protegiéndolo de la pila de cuerpos que se levantaban a mi alrededor. Entonces Dusty Baker, nuestro entrenador de bateo, me vio y vino a mi socorro. El y Mark Letendre me sacaron del tumulto y del campo de juego, sosteniéndome el brazo adolorido, mientras el resto del equipo continuaba la celebración.

23

El terremoto

Janice me vio desde las graderías cuando me sacaron sosteniéndome el brazo. Desde su ángulo no podía verme la cara, por eso no estaba segura si me había lastimado. Mis padres, desde otra sección, habían visto con claridad. Le dijeron que algo malo pasaba.

Janice fue rápido a la zona de asfalto cercada fuera del club, donde los familiares y amigos esperan después del partido. Los jugadores, dándose palmadas, salían a abrazar a sus esposas y novias. Ninguno parecía saber que me había lastimado, y se ocupaban de sus intereses. Los aficionados se amontonaban contra las cercas, mirando a Janice desde arriba, gritando en celebración de la victoria, y preguntándose qué le pasaría a la dama que estaba llorando. Por fin, Scott Garrelts la vio. El tampoco sabía lo ocurrido, pero fue a cerciorarse.

Yo estaba acostado en el cuarto de entrenamiento, deseando poder participar de la celebración. Le dije a Mark Letendre:

— Dame unas pastillas para el dolor, Mark. Quiero salir allá.

Traté de levantarme, pero cuando me erguí pensé que me desmayaría.

— Te ves muy mal — dijo Mark —. Acuéstate y quédate quieto, ¿quieres?

Me envolvieron el brazo en hielo, y me quedé acostado en silencio, escuchando los sonidos jubilosos que venían del club. En ocasiones, uno de los compañeros entraba corriendo al cuarto de entrenamiento, y me veía acostado sobre la mesa.

— Dave, ¿qué pasa? ¿Estás lastimado?

— Estoy bien. No es nada. Oye, ¡felicitaciones!

No quería ponerle atención al brazo.

Después de unos quince minutos los calmantes hicieron efecto y me volvió el color. El doctor Campbell me había examinado el brazo, y dicho que estaba bien que me uniera a los otros en la celebración moderada. Pensaba que tal vez me había dislocado el hombro. Desde la operación, los médicos habían estado preocupados de que, sin el deltoides que sostuviera el hombro, la articulación podría separarse.

Salí al estacionamiento, donde hallé a Janice. Dijo que me veía como un fantasma.

— Todo está bien — le dije.

Entonces volví a entrar a estar con mis compañeros, los campeones de la Liga Nacional.

Unos pocos minutos después, el doctor Campbell salió a hablar con Janice.

—Pobrecita — le dijo en voz baja, y abrió los brazos para abrazarla.

A la mañana siguiente fui al consultorio del doctor Campbell en Palo Alto. Las radiografías mostraban que me había fracturado el brazo. Al examinar la película tomada después de la primera fractura en Montreal, pudieron ver que la nueva fractura había ocurrido por encima de la fractura principal ocurrida en Montreal. El doctor Campbell pensaba que era probable que también me hubiera dislocado cuando me golpearon, esto es, el brazo se me habría separado de modo parcial y temporal. Dijo que debí haber recibido un golpe muy fuerte.

Mi prognosis no era mucho peor que antes. El brazo no había sufrido daño permanente; el hueso se pondría más fuerte que antes. Sólo tendría que atrasar mi programa otras seis semanas.

La fractura atrasó gravemente mi estado de ánimo.

El brazo me dolía más después de esta fractura que después de la de Montreal, probablemente por la luxación del hombro. No podía dormir. No me podía bañar. Ni ponerme un abrigo. Ni cortar la carne. Janice tenía que hacerme todo, y cuando lo olvidaba, me quedaba ahí parado como un cachorrito lastimado hasta que ella lo notara. Me disgusta pedir ayuda.

Con la aproximación de la Serie Mundial, los amigos y familiares nos visitaban, la gente llamaba para pedir boletos, los reporteros preguntaban por mi condición. Nuestro apartamento parecía un zoológico, y yo no estaba en forma para manejar la situación. Janice hacía todo lo posible, pero trataba con una persona extremadamente difícil. Las frustraciones que no le podía contar a nadie más, las desahogaba con ella. Ella lloraba. Yo gruñía y miraba alrededor.

La Serie Mundial comenzó cinco días después, en Oakland. No teníamos miedo de los Atléticos, pero habíamos jugado con ellos once veces en el entrenamiento de primavera, y perdimos diez. Eso había sido la primavera, por supuesto, cuando nada cuenta, pero todavía recordábamos.

Habíamos sido de los últimos todo el año. Durante el entrenamiento de primavera nadie nos había escogido para la Serie Mundial. Nadie. Así que no nos importaba estar en esa posición contra los Atléticos.

Perdimos dos partidos en Oakland que no eran reñidos, el puntaje fue 5-0 y 5-1, y volvimos al estadio de *Candlestick Park* sabiendo que teníamos que trepar una montaña muy grande.

Esperábamos que al estar en nuestro estadio las cosas serían diferentes. Siempre me había disgustado ir a San Francisco como jugador de los Padres de San Diego, debido a los aficionados. Son muy leales. Tal vez su energía podría darnos un arranque y abrir una grieta en la temible confianza de los Atléticos.

El tiempo seguía cálido. En efecto, se había puesto más caliente, sin señales de brisa. Por lo general, uno lleva abrigo al *Candlestick Park*, y todavía siente frío, pero entonces, a mediados de octubre, el tiempo estaba como para camiseta.

Como me sentía tan mal, fue un alivio llegar al estadio, lejos de las presiones de la casa. Janice y yo contábamos los días hasta que terminara la Serie Mundial. Nos sentíamos emocionados de estar allí, aun en nuestra situación, pero también esperábamos ansiosos poder salir de la bahía y volver a casa en Ohio. Nos hacía falta salir.

Estaba sentado frente al ropero, hablando con Bob Knepper. El acababa de estar en el campo de juego tomando fotos. Oímos un ruido en el piso, que sonaba como un avión al pasar por encima. En el club de los Gigantes, enterrado en concreto debajo de las graderías, no se pueden oír los aviones. Dejamos de hablar y nos miramos.

— Eso parece un terremoto — dijo Bob.

— Es un terremoto.

El rugido siguió y fue en aumento. El cuarto se sacudía. Los jugadores salían corriendo por la puerta del club, hacia el estacionamiento. En cuestión de segundos, Bob y yo nos unimos al grupo.

Cuando llegamos a la zona cercada, al aire libre, apenas afuera del estadio, las sacudidas pararon. La gente alrededor hablaba en voz alta, riendo y meneando la cabeza con un poco de temblor, y una expresión de mucha sorpresa en el rostro. A decir verdad, no lo había sentido tanto como otras personas. Yo había estado en un terremoto en Los Angeles, hacía años, que de veras me sacudió, pero este no parecía tan fuerte.

Entonces, después de algún tiempo, los periodistas llegaron a pedir impresiones de lo sucedido. Decían que el puente de la bahía se había caído, que un muro se había derribado en San Francisco. Me daba cuenta que algo grave había ocurrido. Pensé que tenía que ver cómo estaba Janice.

Todas las luces se habían apagado en el club y el túnel que lleva al campo de juego. Me fui a tientas en la oscuridad, pasando las manos por los muros de concreto y esperando que no me tropezara en nada, hasta salir al sol brillante y el pasto verde del estadio.

Los jugadores y entrenadores de ambos equipos estaban de pie hablando. Las graderías todavía estaban llenas hasta la mitad, aunque calladas, sin música del sistema de sonido. El tablero de puntaje estaba en blanco, muerto por falta de electricidad.

Miré a la sección donde sabía que Janice había estado sentada. La localicé. Estaba demasiado lejos para hablarme, y los corredores y pasillos estaban atestados de gente, de modo que no podía acercarse. Hablamos por señales de la mano. Ella hizo señal de que llamara por teléfono. Quería que llamara a la casa a ver si los niños estaban bien.

Entonces me fui a buscar un teléfono. Como el club estaba oscuro, no podría usar el teléfono de allá. Pensé en el teléfono del coche de Atlee, y me fui por el túnel oscuro otra vez, y salí al estacionamiento en su busca. Todo era confusión. Cuando al fin lo hallé, venía del coche. Me dijo que no se podía hacer nada. Todas las líneas estaban ocupadas.

Al volver al estadio, localicé a Janice en las graderías. Le hice señales:

— Vete a casa.

Entonces ya era claro que no íbamos a jugar.

— No. Tú vienes conmigo — me respondió.

El personal de seguridad iba subiendo a las graderías, para bajar a las esposas y familiares al campo de juego. Les pedí su ayuda y Janice, mis padres y unos amigos íntimos bajaron.

— David, estoy muy preocupada por Tiffany y Jonatán — dijo Janice.

Se notaba el pánico en su voz.

— Oí a algunas personas decir que el epicentro del terremoto era al sur de aquí. Tenemos que volver a casa.

La ciudad Foster, al sur de San Francisco, estaba construida sobre terreno pantanoso cerca de la bahía; el tipo de terreno del cual se había predicho hacía mucho tiempo que sería el más afectado por un terremoto.

Yo todavía estaba uniformado. Les dije que se fueran sin mí, y los acompañé por el túnel largo y oscuro hasta el estacionamiento.

He pasado tanto tiempo en ese club que podría encontrar cualquier lugar a ciegas. Eso fue lo que hice. Había dos hombres con linternas y, en momentos críticos al cambiarme la ropa, les pedía que enfocaran las luces en mi dirección. Por suerte, había llevado ropa de ejercicios, sin botones para cerrar con la mano derecha. Me vestí aprisa y volví a salir antes de que Janice llegara al coche.

Hicimos un viaje largo, silencioso y ansioso a casa. El tráfico estaba bloqueado por completo; para lo que normalmente se necesita media hora nos tardamos dos. El sol se ponía lentamente detrás de las montañas que se levantaban de la bahía. Al disiparse la luz vimos la oscuridad por todos lados. La autopista de la bahía está por lo general iluminada con luces a lo largo de las carreteras paralelas, mientras unas luces más pequeñas brillan en los hogares de las colinas hacia las montañas occidentales. Ahora todo era tinieblas. La única luz venía de los carros atascados uno tras otro con el nuestro, o yendo por las calles oscuras aparte de la autopista.

Mientras avanzábamos despacio hacia el sur, Janice se ponía más ansiosa por los niños. Oraba que tuvieran luz.

Al fin, llegamos a la salida para la ciudad Foster. Al pasar el puente que lleva a nuestra parte de la ciudad, vimos el fulgor cálido de las luces. Nuestro vecindario era uno de los muy pocos de la bahía que tenían electricidad.

Tiffany y Jonatán estaban bien. Habían estado nadando cuando ocurrió el terremoto. Una onda de agua, empujada por el movimiento de la tierrta, se había levantado y salido de la piscina. Les pareció divertido al principio. Pero cuando el movimiento del agua continuó, tanto que no podían salir de la piscina, se habían asustado un poco. Uno de los vecinos había ido a la piscina a ayudarles a salir.

Tuvimos la casa llena aquella noche. A los amigos y conocidos que estaban en hoteles cercanos, sin electricidad, los invitamos. No teníamos mucha comida en la casa, pero Janice logró preparar pasta, y tuvimos una buena comida. Al escuchar las noticias de nuestros vecinos de alrededor de la bahía, dimos gracias por nuestra vida.

No obstante, Janice y yo nos acostamos aquella noche preguntándonos qué más podría pasarnos.

24

El tumor vuelve

Una semana después del terremoto, Janice, Tiffany, Jonatán y yo salimos de San Francisco. Con el recuerdo emotivo del terremoto, y las demoras diarias de la Serie Mundial, la zona de la bahía no era un lugar tranquilo para estar. El dolor en el brazo me estaba matando, y no podía dormir. Había caído tan profundo en mi estado de ánimo que ni me importaban los partidos finales. Sólo quería irme a casa a Ohio. Quería escapar. El doctor Campbell me recomendó que me fuera a casa a descansar.

Antes de salir tuvimos que empacar todas nuestras pertenencias y embarcarlas, y también limpiar el apartamento. Por fin, llevamos la última caja al servicio de paquetes UPS. Dejamos el lugar como lo encontramos, con paredes blancas sin nada, y cuartos vacíos que hacían eco.

Poco antes de partir, el timbre sonó. Era un mensajero con un regalo de Alex Vlahos. No había visto a Alex desde el partido del diez de agosto, pero sabía que había ido a Seattle a que le hicieran el transplante de médula ósea. Había hablado con sus padres y supe que el tratamiento tuvo éxito. Se le había quitado el cáncer.

El regalo de Alex era una planta de orquídea, hermosa y grande, con una nota adherida que decía: "Gracias por el regalo de la vida."

Llegamos a Ohio a tiempo para ver el último de los colores del otoño. Desde nuestra sala podía ver el patio de atrás y unos árboles con hojas de color naranja, café y rojo. Al fin los niños tendrían un patio grande y un sótano completo para jugar, y yo podría sentarme tranquilo en un cuarto a solas.

Dos días después de llegar a casa, tuve que ir a la clínica *Cleveland* para un examen de rutina del brazo. Fui solo, y después de pasar algún tiempo en el cilindro IRM, (me he acostumbrado tanto a él que a veces me duermo allí) me reuní con el radiólogo. Me mostró una hoja grande de película, que presentaba una serie larga de transparencias. Cada foto era una sección cruzada del brazo en un punto diferente. Mientras las tranparencias avanzaban hacia arriba del brazo se podía ver la primera fractura, casi sana, y la segunda, que comenzaba a llenarse. También indicó una masa que había crecido para llenar el lugar de donde se había extraído el tumor.

Sabía de esa masa desde julio pasado, cuando el doctor Muschler me había examinado la última vez. Podía sentirla como un tejido firme, plano e hinchado.

El radiólogo dijo que no podía decir nada de él sólo con mirar la película. Tendrían que analizarlo, comparándolo con lo que habían visto antes.

Janice fue al día siguiente. En un consultorio de examen nos encontramos con el doctor Bergfeld y el doctor Marks, un cancerólogo que representaba al doctor Muschler mientras él estaba fuera de la ciudad. Los dos me quitaron con cuidado la abrazadera y las almohadillas. La había tenido por tres semanas y estaba muy dura. Me alegré de que me la quitaran.

El doctor Bergfeld no estaba alegre. No hacía declaraciones optimistas. En efecto, ni hablaba del béisbol. Hablaba con pocas palabras y despacio, a veces mirando al suelo.

Las dos fracturas, dijo, parecían estar sanando bien. Mencionó a un lanzador que se había roto el brazo dos veces, y sin embargo había vuelto a jugar; pero entonces el doctor Bergfeld se detuvo e inclinó la cabeza.

— David, el problema es que no tienes un músculo ahí. No hay músculo para apoyo del hueso.

Alzó la cabeza, me miró y continuó:

— Pero ni me preocupa eso ahora. Me preocupa el tumor.

De veras tenemos que hablar de estos resultados del IRM.

Entonces la conversación se puso verdaderamente seria. El y el doctor Marks pensaban que el tumor había vuelto. No podían estar seguros, sin una biopsia, pero dijeron que la hinchazón estaba bien definida, a diferencia del tejido de cicatriz que tiende a extenderse y llenar. Se veía exactamente como un tumor desmoide.

— ¿Entendiste lo que decían? — preguntó Janice cuando íbamos en el coche juntos para la casa.

— David, ¿notaste que no mencionaron tu futuro en el béisbol, ni una vez?

No respondí en seguida, porque no quería pensar en eso. Toda la vida, me había preparado para jugar béisbol, esforzándome sin importar las probabilidades que pudiera tener en contra. Esa era la única manera de pensar que conocía.

— Sí, es muy desanimador — le respondí al fin.

La voz de Janice me decía que se encontraba muy conmovida:

— David, ¿qué vas a hacer?

No le respondí.

— David, hay tanto riesgo. Si sigues volviendo al juego, no sabes si se te va a romper el brazo otra vez. Me pareció que era algo más que el hueso congelado. ¿Qué dijo el doctor Bergfeld? No tienes músculo para apoyar el hueso. David, podría volver a pasar. Además de la presión. Podría activar el cáncer. ¿Vale la pena?

Le dije en tono de broma:

— Otra vez tratas de darme por descontado.

— David, ¿qué me dirías si estuviera en tu lugar: Si yo tuviera cáncer y quisiera seguir con mi carrera sin importarme el riesgo, ¿qué dirías?

Eso era fácil.

— Te diría que desistieras inmediatamente, pero Janice, tú no puedes decirme lo que debo hacer. Tengo que tomar esa decisión solo.

Janice se enojó conmigo, tanto como nunca antes. Dijo que le daban náuseas al verme salir a correr esos riesgos.

— Ya basta. Después de todo por lo que hemos pasado en

el año anterior, ¿por qué lo harías? ¿Cuáles son tus motivos? Sé que te gusta el juego, pero seguro que hay un punto donde tienes que poner otras cosas antes del béisbol. ¿Arriesgarías el brazo para lanzar esa pelota otra vez? ¿Significa eso tanto para ti? Ha sido duro para Tiffany y Jonatán. Si no tienes necesidad de someterlos a eso, ¿por qué lo harías? ¿Cuáles serían tus motivos para eso? ¿Es el béisbol tan importante para ti?

No respondí. No dije nada porque no sabía. Sabía que quería seguir jugando. Era un instinto. No importa lo que sea, uno sigue adelante. Ese había sido mi lema. Ser como un tigre. No darse nunca por vencido. Tenía esas palabras en mi ropero, para mirarlas cada día: "Nunca te des por vencido."

Por primera vez en nuestro matrimonio, Janice dudaba que estuviera primero que el béisbol en mi amor. Desde que me rompí el brazo en Montreal, ella pensaba que el retiro del béisbol era sensato, pero ahora, con la noticia del tumor recurrente, se asombraba de mi indisposición para estar de acuerdo. Siempre le había dicho que ella me importaba más que el béisbol, que era la número uno en mi vida; pero ¡había sido eso tan fácil de decir mientras no tenía que escoger! En la adversidad, ¿pondría el béisbol antes que ella, los niños y mi vida?

No lo sabía. Llamé a Atlee al siguiente día. Le dije lo que los médicos habían dicho. Habíamos hablado del retiro muchas veces, desde que estaba incapacitado con un hombro adolorido. Atlee siempre había querido que me quedara en el juego. No estoy seguro si lo quería por razones buenas y objetivas, o sólo porque no quería jugar sin mí. Tal vez eran ambas cosas. En todo caso, esperaba que me dijera que siguiera, o por lo menos que esperara hasta el entrenamiento de primavera, y viera cómo se sentía el brazo entonces.

Se puso sombrío cuando supo lo del tumor. Le describí la pregunta de Janice: "¿Qué dirías si yo estuviera en tu lugar?" El pensaba que ese era un aspecto muy interesante.

— Nunca pensé en eso, pero si Jenny tuviera el tumor, sé

exactamente lo que diría. Le diría que desistiera.

¿Cómo desistir? ¿Cómo dejar algo que uno ama, lo que ha sido su vida? Quizás uno desiste de algo sólo cuando otra cosa tiene un atractivo más fuerte.

Al pensar en la posibilidad del retiro, al dejar arraigar esa idea en la mente, me sorprendió ver que me daba paz en vez de preocupación. Eso me conmovió un poco.

Me imaginaba la vida sin el béisbol. Echaría de menos el juego, pero podría practicar otros deportes. Me encanta jugar al golf. Creo que no me importaría golpear esa bolita blanca.

Y la idea de no volar otra vez, no dejar la familia y establecerme en Youngstown a vivir en tranquilidad, me parecía muy atractiva.

La pregunta de Janice sobre mis motivos me hacía pensar. ¿Por qué continuaría? ¿Qué ganaría, poniéndome con la familia en el esfuerzo de otro regreso al béisbol? ¿Qué tendría que ganar en el béisbol que no hubiera ganado ya? No era el dinero. No estaba interesado en la atención, y si lo estuviera, dudaba que volviera a lograr más atención que la que había tenido el año anterior.

Al final de cuentas, extrañaría el juego y a mis amigos.

Una semana después de volver a casa a Youngstown, Janice y yo tuvimos que salir otra vez. Mucho antes, nos habíamos comprometido a hablar en varios lugares en California, tan pronto como terminara la temporada. Uno era un desayuno con motivo de oración en Santa Cruz, la ciudad más arrasada por el terremoto. No queríamos volver a salir de casa. Pensaba que no podría reposar, con las llamadas telefónicas, las visitas al médico y los asuntos médicos para sortear; pero creíamos que no podíamos cancelar tales compromisos. Entonces tomamos el avión otra vez.

Para mayor sorpresa, el viaje nos dio la inyección de renovación que necesitábamos. Vimos a los viejos y buenos amigos, y pudimos hablar a grandes audiencias acerca de nuestra vida y fe. Quitando la atención de nuestros problemas, tratábamos de llegar a otros. Eso nos dio mucho ánimo.

Mientras estuve en San Diego hablé con un amigo íntimo sobre el posible retiro. Mientras más hablaba, más me gustaba la idea del retiro. La convicción llegó gradualmente. Necesitaba el retiro y lo quería.

Creo que Janice no me creyó del todo hasta que le conté a Atlee. De San Diego, Janice y yo fuimos a la bahía de San Francisco, hablamos en una iglesia, viajamos a Santa Cruz para el desayuno con oración y hablamos en un concierto. El viernes, Atlee me llevó al estadio *Candlestick Park*. Me iba a tomar unas fotos para la cubierta de este libro. En el camino, le dije que había tomado la decisión.

Estaba pensativo al responder, y un poco sorprendido, creo.

— Es interesante — me dijo —. Bob Knepper me llamó ayer, y hablamos de ti. Bob me dijo que estaba orando para que tuvieras paz acerca del retiro del béisbol.

Por un momento Atlee no dijo nada.

— Yo no pude orar así por ti. No sabía lo que debías hacer. Sólo he orado que tengas paz en lo que Dios te haya dirigido para la decisión. Quiero que estés en paz, Dave.

— Lo estoy, Atlee. Es como si se me hubiera quitado de encima un peso enorme.

Cuando volvimos a su casa, Atlee le preguntó a Janice si estaba contenta con la decisión. Vi que tenía dificultad para responder. Estaba contenta, sí, de que estaría en casa, feliz de que podríamos concentrarnos en el tumor, sin pensar en el futuro en el béisbol también. Los cuatro empezábamos a comprender todo el significado del retiro. Ya no habría más béisbol juntos.

Pasamos una velada radiante, triste y agradable con Atlee y Jenny. Fue muy divertida y satisfactoria para nuestra alma, aunque también nos dolíamos. Nos despedíamos de la vida que habíamos pasado juntos en el béisbol. Habíamos pasado tantas horas juntos. Eramos tan íntimos amigos. Atlee había sido la persona con quien había tenido la práctica con bate en cada partido, hablando de la manera de lanzarle a cada jugador de la Liga Nacional. Atlee había sido el que me llamaba quince minutos después de que me llevaba a casa después de un partido nocturno; llamaba porque pensaba en una última cosa que tenía que decir.

Aquella noche, después de haber orado juntos y habernos despedido, después de que Janice y yo nos habíamos acostado en el cuarto del hotel y estábamos cobijados, yo seguía pensando sumido en la oscuridad.

— ¿Qué voy a hacer sin Atlee? — le dije a Janice —. Mi compañero Atlee, ¿qué voy a hacer sin él?

25

¿Valió la pena?

Unos pocos días después de volver a Youngstown, salimos a cenar en Pittsburgh y llegamos a casa apenas a tiempo para ver el fin de una película de béisbol con Robert Redford. La niñera estaba viéndola, y en seguida me llamó la atención.

Lo que me cautivó fue el estadio. La película se filmó en Búfalo, estado de Nueva York, donde yo había jugado durante dos años en el béisbol de doble A. Es un estadio grandioso, antiguo, de estilo clásico, con graderías altas y cubiertas. Me traía recuerdos.

— ¿Recuerdas ese cuadrado? — le pregunté a Janice, mientras mirábamos a Robert Redford venir a batear —. Eso era brutal. Lo llamábamos el empedrado, ¿verdad?

— ¿Dónde está el muro? — preguntó ella —. ¿Recuerdas el muro del jardín derecho?

— Cien metros por la línea; una pesadilla para el lanzador. Recuerda que teníamos a un muchacho que estaba adelante en la liga en cuadrangulares un año, porque era un bateador zurdo y tiraba al muro todo el tiempo.

Mirábamos la película de cerca, y vimos que habían vuelto a pintar el número del muro, convirtiendo la distancia en 103 metros en vez de cien.

— ¿Recuerdas las ratas? — preguntó ella.

— ¡Sí, las ratas!

El estadio estaba en un vecindario terrible, donde uno teme por su vida mientras camina por las calles.

— Esos fueron tiempos felices, ¿no es cierto?

Vimos la película hasta el fin. El personaje de Robert

Redford, un pelotero viejo que había regresado para el último partido, batea un cuadrangular alto por encima del muro del jardín, golpea el poste de la luz y rompe las bombillas, que llueven en chispas como de fuegos artificiales. La pelota sigue su trayectoria, penetrando en la noche, hasta que cae, como por arte de magia, en un guante de béisbol, y se ve que la ha agarrado el hijo de Robert Redford, que está jugando con él.

Pensé: *Ese soy yo. Esa es mi carrera.*

Yo había tenido una oportunidad de batear el último cuadrangular, por decirlo así. Ahora jugaría a agarrar la pelota con mis hijos, así como jugaba mi papá conmigo. El béisbol termina donde comenzó, con un padre y un hijo, arrojando la pelota.

Dos días después me retiré en forma oficial. Llamé a Al Rosen y le dije que me pusiera en la lista de jugadores retirados. Al dijo que se sentía triste por mi decisión. Dijo que me echaría de menos. A las pocas horas yo estaba frente a una multitud de cámaras de TV en la sala de mi casa, para decirle al mundo lo que había decidido y por qué.

Había muchas razones, por supuesto, y una de las principales era mi deseo de estar con mi familia, y no exponerlos a otro intento difícil de jugar béisbol. También pensaba que era hora de seguir adelante y comenzar la nueva vida que yo creo que Dios ha planeado para mí. Siempre me ha gustado hacer contribuciones financieras a causas en las cuales creo, y espero darme a *mí mismo* también. No sé cómo lo haré ni cuál será mi obra precisa. Me gusta la idea de entrenador a nivel universitario, por la oportunidad de influir en la vida de los jóvenes.

El factor clave era la recurrencia del tumor. Volveré a tener cirugía, y no hay ninguna certeza de que una segunda operación elimine el problema. Los desmoides pueden volver después de la segunda, la tercera o cualquier cantidad de cirugías. Los médicos siguen haciendo hincapié en que mi vida no está en peligro, pero han tenido la franqueza de decirme que tal vez esté en tratamiento por mucho tiempo. La decisión final, si nada más tiene éxito, sería amputarme el brazo. Estamos muy lejos de eso todavía, pero si así ha de ser, estaré listo.

Al considerar todo eso, otro regreso triunfal se ha vuelto tan improbable que parece imposible. Soy realista. No necesito jugar al béisbol. Otras cosas, como mi familia, son mucho más importantes.

¿Echaré de menos el béisbol? Pienso que al llegar la primavera, y al hablar por teléfono con Atlee sobre cómo esté lanzando, y el tiempo en Ohio esté calentando, quisiera estar allá. Veré a alguien lanzar y pensaré: *Podría ser yo.*

De veras no creo que tendré problemas con eso. Siempre he pensado que mi vida era mucho más que el béisbol. Es sólo un juego, después de todo, excelente, pero un juego.

No extrañaré la atención ni el encanto. Los recuerdos se desvanecen, y no pasará mucho tiempo antes que, afuera de Youngstown por lo menos, no se recuerden mis hazañas beisbolistas. Eso no me va a molestar. Estaré muy feliz viendo a mi familia crecer en esta amada ciudad y haciendo la obra que Dios me haya dado para hacer.

Hay un sabor agridulce en mi retiro, por supuesto, como quizás suceda en todos los retiros o jubilaciones. Es inevitable que surjan las preguntas condicionales. ¿Qué si hubiera reconocido los síntomas de la fractura en Montreal, y hubiera desistido de mi empeño antes de romperme el brazo? Quizás hubiera lanzado entonces en la Serie Mundial. Tal vez conmigo todo hubiera sido diferente.

O ¿qué si nunca me hubiera dado cáncer en el brazo de lanzar? ¿Qué clase de éxito pudiera haber tenido?

Sin embargo, no pienso en tales preguntas. Para mí, mi regreso y recuperación tuvieron una sincronización perfecta. Pude haberme roto el brazo en Stockton. O pude haber perdido mis tres partidos de las ligas menores, y quedarme allí indefinidamente.

Me parece que mi regreso al béisbol estaba escrito mejor que el libreto de una película. En efecto, si fuera tal, lo habrían descartado por increíble.

¿Valió la pena el regreso? Algunas personas han preguntado si valía la pena luchar durante todo ese año, para lanzar sólo dos veces a nivel de las grandes ligas. ¿Valió la pena, si se considera que terminó en dolor?

Ni tengo que vacilar. Sí valió la pena, un millón de veces. Fue una emoción sin igual. Cuando pienso en mis años en el béisbol pongo aquellos partidos de Stockton, San Francisco y Montreal a la cabeza de la lista.

Vi realizado el mayor sueño juvenil de todos. Logré hacer lo que los expertos decían que era imposible, recuperarme del cáncer y lanzar en un partido de béisbol de las grandes ligas. Sin el deltoides del brazo de lanzar, gané un partido en la competencia por el pendón frente a decenas de millares de aficionados que me aplaudían. ¿Qué más querría sacar alguien del béisbol? Los aficionados que me apoyaban, animaban, oraban por mí y me escribían sabían que valía la pena.

Valió la pena en otro nivel también. Valió la pena por el crecimiento que le dio a mi vida.

He aprendido mucho en los últimos dos años. He aprendido cuán preciosos son mi esposa y mis hijos. Siempre fueron importantes, pero nunca tan preciosos para mí como lo son ahora.

He aprendido la importancia de servir a otras personas. Una y otra vez, me he sentido asombrado y humilde por el amable interés que la gente me ha demostrado. Creo que no seré el mismo después de aprender eso.

Quizás lo más importante es que he aprendido a poner la vida en las manos de Dios. La parte más dura de los últimos dos años ha sido la incertidumbre. Tuve que aprender a hacer lo que estaba a mi alcance, un día a la vez, y dejar el control del resto, con confianza, a Dios.

Tales son las lecciones que se reciben cuando el hombre se enfrenta a la adversidad. Creo que no podría haberlas aprendido de ninguna otra manera.

Está claro que todavía no ha acabado mi adversidad. Mi futuro es tan desconocido como antes. Todo lo que puedo decir con certeza es que ya no volveré a jugar al béisbol.

Hay ocasiones en la temporada de béisbol, durante los

ardientes días del verano, cuando los seis meses del programa parecen como seis años. Uno no quiere jugar béisbol. El cuerpo está cansado y el espíritu agotado, pero uno tiene que seguir adelante. Salir y desempeñarse de la mejor manera posible. Eso se llama madurez. Eso se requiere de mí al enfrentarme a la próxima operación, y lo que venga después.

Dejo el béisbol con un gran sentido de satisfacción. Al recordar mi carrera, lo hago con una enorme sonrisa en el rostro. ¿Cómo pudiera sentirme diferente?

Todos los años en Estados Unidos centenares de millares de niños salen a jugar en las ligas de pequeños, y todos los años cada uno de ellos sueña con jugar en las grandes ligas. Las probabilidades son infinitas. Es como si hubiera un estadio enorme lleno de chicos, uniformados y con un guante, y sólo a un niño de todos esos millares fuera escogido para bajar al campo a jugar con los muchachos grandes.

Yo fui ese chico. Tuve la oportunidad de jugar con los muchachos grandes. Y aun más, pude recuperarme y regresar a triunfar.

Posdata

El cuatro de enero de 1990, me sometí a cirugía en el hospital *Memorial Sloan Kettering* de Nueva York. El doctor Murray Brennan, jefe de cirugía, me abrió el brazo izquierdo y extrajo el tumor que había crecido donde habían sacado el primero. Se extrajo lo que quedaba del deltoides, junto con una parte del tríceps. Si el tiburón me había pegado un mordisquito en la primera cirugía, esta vez el brazo izquierdo parecía como si le hubieran dado un mordisco grande.

Aunque el tumor estaba junto al húmero, muy cerca de la fractura, no parecía que hubiera invadido el hueso. Sólo el tiempo lo dirá con certeza. Durante por lo menos los próximos dos años, me examinarán cada tres meses. Dada la naturaleza de los desmoides, nadie puede excluir la posibilidad de una recurrencia.

Para reducir la posibilidad de que el cáncer vuelva a aparecer, mis médicos usaron la braquiterapia. Esta es una clase de tratamiento con radiación iniciado por *Sloan Kettering*. Durante la cirugía, se cosieron tubos delgados de catéter dentro del brazo. Unos pocos días después, se insertaron en esos tubos unas bolitas de iridio radioactivo. Durante cinco días estuve aislado de los médicos, las enfermeras, los parientes y amigos, para que no resultaran expuestos a la radiación. La braquiterapia suplía dosis fuertes de radiación directamente desde adentro de la herida, donde era más probable que quedaran células cancerosas. Al concluir los cinco días, se extrajeron los tubos.

No me gustó nada estar aislado durante cinco días, pero

me dio tiempo para meditar y orar. Pensé mucho en la vida de la gente que está en prisión, aislada por muchísimo más tiempo que yo. También pensaba en los pacientes y sus familias que conocía en *Sloan Kettering*. La mayoría sufrían de enfermedades y adversidades que hacían que mi caso pareciera casi trivial. Me ayudaban a recordar cuán poca razón tenía yo para tenerme lástima. También me ayudaron a volver a darme cuenta de la fragilidad y enorme valor de la vida. Recordé la misma verdad que Bob Knepper me hizo entender en Montreal, que el milagro mayor de todos es el de la vida en Jesucristo.

No hay garantía de que me mejore, que venza el cáncer ni que viva otros diez minutos; pero lo más seguro es que Jesucristo, el Hijo de Dios, fue crucificado y tres días después resucitó de entre los muertos, con lo cual conquistó la muerte para siempre. Como la Biblia enseña en Juan 3:16, todo el que cree en Jesús no perecerá, sino que tendrá la vida eterna. El es la base de mi paz. Con El, puedo enfrentarme a cualquier adversidad.

Por eso no nos desanimamos. Aunque por fuera nos vamos desgastando, por dentro nos vamos renovando día tras día. Pues los sufrimientos ligeros y efímeros que ahora padecemos nos producen una gloria eterna que importa muchísimo más que todos ellos. Así que no nos fijamos en lo que se ve sino en lo que no se ve, ya que lo que se ve es pasajero, mientras que lo que no se ve es eterno.

2 Corintios 4:16-18 (NVI)

☆ ☆ ☆

En junio del año 1991, el cáncer avanzó a tal punto que el brazo izquierdo de Dave tuvo que ser amputado. Actualmente, Dave ejerce un ministerio de consejería y está escribiendo su segundo libro.

Los editores